Introduction to Critical Care Nursing:
Basic knowledge and attitude to comprehend critically ill patients

クリティカルケア看護入門

"声にならない訴え"を理解する

改訂第2版

はじめに

　本書,『クリティカルケア看護入門』はその名の通り,クリティカルケア看護に携わる看護師の入門の書です.

　本書は,以前私が聖路加看護大学(当時,現・聖路加国際大学)の4年生を相手に教鞭を取っていたときの講義がベースになっています.なので,臨床で働く看護師ではなく,これから臨床に臨む看護師のために書かれていますが,基礎教育で十分なクリティカルケアに関する知識や技術を習得できない現在,臨床でクリティカルケアを学びたい看護師にとっても重要な知識源となるでしょう.

　本書は,初学者向けに書かれているので,実臨床で頻用される最新のモニターや人工呼吸モードに関しては,思い切って省かれています.これらの最新の機器の必要性は身を以てわかっているつもりですが,何事も基礎が大切です.いきなり応用編に突入するのが臨床ですが,基礎が押さえられていないと,浅い知識で看護を行ってしまいます.反対に,きちんと基礎が押さえられていれば,応用的な技術は少しの努力で使いこなせるようになります.

　本書に関して,あれについても,これについても書かれていないと思う方がいるかと思いますが,基礎をきちんと,かつ,わかりやすく押さえられるように,あえてこのようにしています.また,わかりやすさと正確さは比例しません.枝葉の部分を切り捨てたために,正確でない部分もあります.これはわかりやすさ,シンプルさを求めた結果と思ってご容赦頂ければ幸いです.

　私は,臨床,その後研究と教育,管理とさまざまな立場で一貫してクリティカルケアを行ってきました.クリティカルケアは,正直言って面白いです.純粋にクリティカルケアを臨床で追求することが望まれています.臨床のない机上の学問にどのくらいの意味があるのでしょう? 現場で起こっていることが真実であり,最前線です.それに沿って机上は変わらなければなりません.今後,現場から机上を変えるようなパワーのある看護師が育ってくれるとうれしいです.

　本書では,とくに初学者に伝えたい考え方も記述しました.多くは私の私見です.これらに関しては,押しつける気はありませんので,各自で私の意見を参考にして答えを出してほしいと思います.

　本書によって,クリティカルケアをより好きになってくれることを,そしてクリティカルケアを追求したい看護師が増えることを期待しています.

2015年1月　　　　　　　　　　　　　　　　　　　　　　　　　　卯野木 健

Contents

序章 患者を受け持ったら最初に行うこと

患者状態の把握…10
まず最初に…10／患者状態の把握方法—CABCDEアプローチ…10

第1章 クリティカルケア看護について

1 クリティカルケア看護とは？…20
「クリティカルケア看護とは？」に答えはあるのか？…20／AACNの定義が示すクリティカルケア看護…20／看護実践は現場における実践に基づき決定される必要がある…22／医療の質を構成する6つの観点から，看護師が行うべきことを考える…23／「看護独自の実践」ではなく，「目の前の患者に提供できること」…26／患者のそばにいること—クリティカルケア看護における重要な役割…27／訴えを聞く能力—耳を傾けるのみでは不十分…28／声になるように援助する—最近のアプローチ…28

2 AACN Synergy Model（相乗作用モデル）…30
AACN Synergy Modelとは？…30／患者の特性にはどのようなものがあるか？…31／看護師の能力にはどのようなものがあるか？…32

第2章 クリティカルケア看護における患者・家族の反応

1 ICUにおける患者の反応…36
ICU入室中の患者の苦痛には，どのようなものがあるか？…36／幻覚・妄想を生じるICU患者は多い…37／ICUの「記憶」とPTSD…38／危機に対する心理的反応…39

2 ICUにおける家族の体験…46
家族の反応…46／Family-Centered Care（FCC）…46

第3章 クリティカルケア看護における臨床判断・問題解決

1 問題の原因を探る…50
臨床では原因・結果を「逆」に考える必要があることが多い…50／仮説—演繹法…51

2 臨床判断を行う——EBP…53
私たちは多くの判断をしなければならない…53 ／ evidence-basedは臨床判断の方法である…54 ／ EBPの実際…55 ／ EBP実施における注意点…59

第4章 クリティカルケア看護におけるアセスメント

● 中枢神経系のアセスメント

1 意識レベルの見方…62
スケールは患者の状態を正確に反映しているとは限らない…62 ／「気がする系」情報を記録する…65

2 麻痺の見方…67
麻痺が起こるしくみ…67 ／麻痺の確認法にもひと工夫が必要…69 ／ MMTで十分？…71 ／有用な麻痺のスケール…72

3 脳神経のアセスメント…75
脳神経を詳しくみることで，障害の部位や進展が評価できる…75 ／瞳孔から得られる所見…76

● 循環動態のアセスメント

1 循環動態の理解…81
循環の役割…81 ／血圧を決める因子…82

2 循環動態のアセスメントの実際…90
血圧を決める因子はどうやって調べるのか？…90 ／血圧が変化したらどうアセスメントする？…95 ／モニタリングの実際…95 ／薬物療法の理解…101

● 呼吸器系のアセスメント

1 呼吸を評価するための基礎知識…108
酸素化と換気の違い…108 ／呼吸の調節は$PaCO_2$によって行われる…110

2 胸部X線とパルスオキシメータ…113
気管チューブの位置を確認すること…113 ／使用上の注意を知ってパルスオキシメータを使う…114

3 動脈血ガス分析の評価…118
PaO_2と$PaCO_2$の意味するところ…119 ／濃度と圧の違い…119 ／「圧」が重要…120 ／動脈血液ガス分析に出てくる略語…121 ／ PaO_2はどうやって決まるのか…121 ／ $PaCO_2$の見方…126 ／ PaO_2のみでなく，ヘモグロビン，心拍出量も大切…127

4 動脈血ガス分析——酸塩基平衡…132
pHは主に$PaCO_2$とHCO_3^-で決まる…132 ／ pHは肺で，HCO_3^-は腎で調節される…133 ／生体はpHを保とうとする…137

第5章 水と電解質のアセスメントと管理

1 体液管理の基本…144
細胞外液と細胞内液は1：2で分布している…144／組織間液と循環血液は3：1で分布している…144／循環血液量はどの程度か？…145／2つの仕切り—細胞内液と細胞外液，組織間液と循環血液…146／水分出納バランス±0は正常ではない…147／血圧よりも尿量と心拍数が循環血液量を表す…148／侵襲時，循環血液量は減少し，回復期にリフィリングが起こる…151／ナトリウムは細胞外液の浸透圧を決定する…152／カリウムの異常は不整脈を誘発する…153

2 輸液療法——循環血液量の維持…156
輸液にはそれぞれ目的がある…156／輸液は血管内に投与されたあと，血管内にとどまるわけではない…157／ナトリウム濃度が高い輸液は循環血液量の補充に適している…159

第6章 鎮静と鎮痛，せん妄

1 鎮静と不隠…164
解決しなければならないもの—疼痛，不安/恐怖，幻覚/妄想…164／鎮静は眠らせるために行うものではない…164／鎮静の弊害とその予防…165／過量の鎮静薬により患者の"訴え""徴候"がみえにくくなる…166／鎮静をしっかりと…167／目標鎮静深度は個々の患者で決定される…168／Ramsay Scaleでは不隠の評価はできない…168／不隠はその原因を探ること…171／鎮静に使用される薬剤…173

2 鎮痛…177
鎮痛の重要性…177／鎮痛はスケールを使用して管理する…178／鎮痛薬の種類…179

3 ICUにおけるせん妄予防と評価…182
せん妄とは何か？…182／せん妄はなぜ重要か？…184／せん妄をどのように評価するのか？…184／せん妄のリスクファクター…187／せん妄の予防…189／身体抑制は「負け」か？…190

第7章 酸素療法と人工呼吸によるサポート

1 酸素療法…196
酸素療法には，低流量式と高流量式がある…196／低流量式では，実際に吸入する酸素濃度は呼吸の状態により変化する…196／高流量式では，酸素濃度の変化が起こりにくい…198

2 人工呼吸によるサポート…202
人工呼吸器とは？…202／人工呼吸では，吸気時に肺内が陽圧になる…202

3 調節呼吸…205
まずは，一回換気量と呼吸回数を決める必要がある…205／吸気は吸気回路で，呼気は呼気回路で行われる…206／F_IO_2の決定…208／完全に機械が患者の呼吸をコントロールする—調節呼吸…208／一回換気量ではなく，気道内圧で調節する方法—従圧式…209

4 従量式と従圧式…211
「従量式」は，きちんと換気をしてくれる…211／「従圧式」は，酸素化に対して有利にはたらく…212／「従量式」と「従圧式」はどちらがよいのか？…212

5　自発呼吸との同調…215

自発呼吸を感知するしくみ―トリガー…215／息を吸うと気道内圧が低下することを利用する―圧トリガー…215／最近のスタンダード―フロートリガー…218

6　吸いはじめ（吸気開始）に同調させることができるモード…220

同調はするけど―補助呼吸…220／息の吐きはじめ（呼気開始）にも同調―PSV…221／補助呼吸と自発呼吸の組み合わせ―SIMV…223／モード設定の実際…224

7　PEEP（positive end-expiratory pressure）…227

息を吐いた状態でも肺を膨らませる―PEEP…227／PEEPにより肺胞の虚脱を防ぐことができる…227／PEEPにより静脈還流は低下する…228／F_IO_2とPEEPの関係…229

8　気道内圧と肺胞内圧――コンプライアンスとは？…230

なぜ「圧」や「抵抗」の知識が必要なのか？…230／気道内圧と肺胞内圧は同じではない…230／コンプライアンスの測定…232

9　流量（フロー）…236

流量が変化すると，吸気に必要な時間も変化する（従量式の場合）…236／VCにおける流量のパターン―基本は漸減波…238／PCにおける流量のパターン…239

10　人工呼吸器のアラーム対応…242

初心者がまず行うこと…242／代表的なアラーム…243

第8章　人工呼吸中の合併症予防
――人工呼吸器関連肺炎

1　人工呼吸器関連肺炎（VAP）…248

VAPとは？…248／VAPの経路は2つ考えられる…249／気管チューブ内腔を介した経路における予防策はそれほど効果がない…250／気管チューブ外を介した経路―垂れ込みの予防…253／重要なのは「そこそこ」のケアを組み合わせることと全身管理…260

Quizの解答と解説…264

Index…270

編集担当：瀬崎志歩子
カバー・本文デザイン：星子卓也
DTP：（株）センターメディア
本文イラスト：（株）日本グラフィックス，青木隆デザイン事務所

本書の活用のポイント

本書では，以下の囲み記事が随所に散りばめられています．

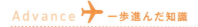

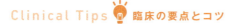

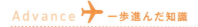では，本文より一歩踏み込んだ，さらに高度な知識について解説しています．そのため，初心者ではまずはこの部分は省いて読んでもよいでしょう．

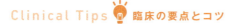では，おもに著者の経験をもとに，実際の臨床で重要となること，ケアを行う際のコツについて解説しています．

また，本書での学習をより深めるために，**Quiz ❓ 応用問題に挑戦** の活用をお勧めいたします．問題は，本書で学んだことをどのように臨床で活かすのか，その思考回路を示す内容にもなっています．

本書を土台として，明日からの実践のなかで臨床知を深めていってください．

序章

患者を受け持ったら最初に行うこと

序章　患者を受け持ったら最初に行うこと

患者状態の把握

Objectives
本項の目的
- 患者を受け持ったら最初に行うアセスメントを列挙することができる．

1 まず最初に

　患者の受け持ちがわかり，申し送りを受けました．まず最初に行わなければならないことはなんでしょうか．点滴の確認でしょうか？　人工呼吸器のチェックでしょうか？　患者の身体を拭く準備でしょうか？

　まず必要なことは，患者の状態をざっくりと把握することです．ここでは，まず最初に行うべき患者状態の把握の方法について述べようと思います．

2 患者状態の把握方法──CABCDEアプローチ

　患者状態の把握方法には，それぞれの看護師でこだわりがあると思います．看護理論でも，さまざまな枠組みが紹介されています．

　ここでは，私が分かりやすいと考える方法を紹介します．そのため，「この方法じゃないといけない」というわけではありません．ただ，もし，あなたが重症な患者をみるにあたって初心者であれば，参考にしてはいかがでしょうか．

ここで紹介する方法は，私は勝手に"CABCDEアプローチ"と呼んでいます．この順番で観察を進めていきましょう．

ただし，その前に！　患者に正しいネームバンドがつけられているかを確認しましょう．医療安全上，重要なことは間違いなく行わなければなりません．

1. C：consciousness（意識や疼痛）

まずは，患者の意識を確認し，自己紹介します．鎮静状態であれば，鎮静の評価を行います．声かけに目を開けるのか，開けてくれるのであればアイコンタクトがとれるのか，なんだかぼんやりしているのであれば，CAM-ICU（Confusion Assessment Method for the ICU）を使って，せん妄を評価してみます．

患者の意識が清明でないのであれば，清明でない理由を考えましょう．鎮静薬は投与されていませんか？　投与されている場合は，どのような種類の薬剤がどのくらいの速度で投与されていますか？

患者の意識が清明であるようなら，従命動作がとれますか？　離握手ができるのであれば「チョキ」をしてもらいましょう．「チョキ」は「グー」や「パー」より難しく，「チョキ」ができれば安心です．その他に，痛みがあるか，また，よく眠れているかも聞いてみるとよいでしょう．

2. A：airway（気道）

次に，気道が開通しているかをみます．もし，患者が話をしていれば，気道は開通しています．気管挿管中であれば，気管チューブのサイズ，固定位置を確認しておきましょう．

すぐに手に入るのであれば胸部単純X線撮影の結果をみたいところですが，これは後でもよいです．気管チューブに聴診器を押しつけて，音を聴いてみましょう．"スーハー"とクリアな音がするのならば大丈夫です．

気管チューブが人工呼吸器回路に引っ張られていないかも確認してください．引っ張られているようだと抜管の原因になるだけでなく，口角の潰瘍の原因にもなるので，注意が必要です．

3. B：breathing（呼吸）

a. 胸郭の動き

　患者がきちんと呼吸をしているかをみます．まずは，患者の胸郭の動きをみましょう．胸は両側が適切に挙上していますか？　大きめの無気肺があると，片側の挙上がはっきりと悪くなります．もし視診だけではわかりにくいと思ったら，両方の胸に手を当ててみてください．どちらかが遅れて挙上していないでしょうか．

b. 換気量

　人工呼吸管理を受けていれば，十分に換気が行えているのかは人工呼吸器のモニターで確認することができます．一回換気量が適切かを確認しましょう．また，一回換気量が減少すると，呼吸回数が増加します．患者が頻呼吸になっていないかどうかも確認してみましょう．

c. 努力呼吸

　呼吸ができていても，それが努力の結果なのか，努力なしにできているのかでは大きく異なります．そのため，患者の表情や，胸骨上窩や肋間の陥没の有無を観察し，患者が努力呼吸になっていないかを確認します．

　息を吸おうと思う意思に対して気体が肺に入ってこない場合，胸腔内はより陰圧になります．その陰圧を胸骨上窩や肋間の陥没で確認することができます．肋間は，痩せている患者では確認しやすいのですが，肉づきのいい患者だとわかりにくいことがあります．また，服の上から確認しにくいことも欠点です．

　また，呼吸補助筋も観察してみましょう．呼吸補助筋は，通常の呼

吸では使用されず，呼吸に負荷がかかっている場合に使用されます．観察しやすい代表的な呼吸補助筋は，胸鎖乳突筋です．これは患者の服をはがさなくても観察できます．これらの筋をどのくらい使用しているかは，見た目でしかわかりません．しっかり覚えておきましょう．

d．呼吸音

　細かい疾患を診断するわけではないので，ここでは聴診にはあまりこだわらなくてもよいと思います．ただ，聴診により，肺は正常に開いているのか，エアは十分に入っているのか，喀痰が多そうなのか，などや，それらがどの部位でおかしいのか，をおおまかに知ることができます．この段階で聴診にあまり頼るのは変ですが，頼らないのも変です．

　呼吸音は，基本的に左右順番に聞いていきます．左右の同じ部位で交互に聴いてゆくという感じです．集中治療室（intensive care unit：ICU）の患者は臥位の場合が多いので，背側の聴診を怠らないようにします．多くの場合，背側は呼吸音が弱く，「エア入り」が悪くなっています．エア入りが悪い場所がわかれば，その部位を上にする（重力に抗する位置にする）といった方法を考えることができます．このように，悪い肺の部位を確認することは，看護を行ううえでとても重要なことです．

e．副雑音

　副雑音にはさまざまな分類があり，それぞれの音に名前がつけられています．今現在，最も使用される分類は米国胸部学会（American Thoracic Society：ATS）が推奨する次の4つです．
① Coarse Crackle（断続音：低調）
② Fine Crackle（断続音：高調）
③ Rhonchus（連続音：低調）
④ Wheeze（連続音：高調）
　Crackleと名のつく2つは両者とも断続した音で，耳元で髪の束を

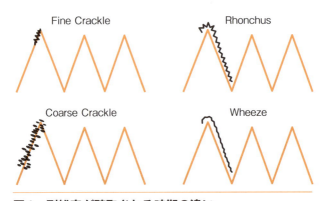

図1　副雑音が聴取される時期の違い
Fine Crackleでは吸気終末，Coarse Crackleでは呼気に副雑音が聴取されることがポイントである．

こすったような音です．このCrackleには"Coarse"と"Fine"があり，"Coarse"のほうがより低い音で，"Fine"のほうが高い音になります．この2つの鑑別は難しいときもあります．

　Fine CrackleとCoarse Crackleのどちらも，主に吸気時に聴取されることが多いのですが，Fine Crackleのほうが吸気終末のみに聴取されることが多いため，聴取される時期の違いは鑑別の助けになるかもしれません（**図1**）．

　RhonchusとWheezeは主に呼気時に聴取されます．この2つの鑑別はそれほど困難ではないと思います．とくにWheezeは呼気終末に増強することが多いです．

　これらの副雑音には，どのような意味があるのでしょうか．Coarse Crackleは気道分泌物の存在を表すことが多いとされています．Fine Crackleは末梢気道が開通する音とされています．臨床でも人工呼吸器のPEEP（呼気終末陽圧，positive end-expiratory pressure）を上げるとFine Crackleが聴こえなくなるという経験をよくします．この音の変化を追うことは，どのくらいのPEEPで末梢気道が開存するのかを考えるときに役に立つかもしれません．

　Rhonchusは末梢気道が狭窄している場合に聴取されるとされてい

ます．とくに，気道分泌物が貯留している場合に聴取されることがある印象です．Wheezeは典型的には気管支喘息の場合に聴取されます．

f．酸素化と換気

呼吸は，酸素化と換気の2つに分けると評価しやすくなります．この患者の酸素化は？ 換気は？ と考えるわけです．

酸素化は肺でガス交換が有効に行われているかを示し，換気は気体が肺に出入りしているかを示します．酸素化は，吸入気酸素濃度（fraction of inspired oxygen：F_IO_2）やPEEPに対して，経皮的動脈血酸素飽和度（percutaneous oxygen saturation：SpO_2）や動脈血酸素分圧（arterial oxygen pressure：PaO_2）がどの程度かを知ることによっておおむねわかります．

換気は，胸がどの程度動いているのか，両方きちんと挙上しているのか，一回換気量がどの程度なのか，そして，動脈血二酸化炭素分圧（arterial carbon dioxide pressure：$PaCO_2$）が上昇していないか，などで評価することができます．これらの評価のときに，先に述べた副雑音などの呼吸音をその根拠として用いることができます．

Clinical Tips 臨床の要点とコツ

気管チューブの聴診

聴診には，患者の肺の音を聴く以外にも用途があります．

たとえば，気管チューブに聴診器を強めに押しつけることによって，気管チューブ内や人工呼吸器回路内を通るガスの音が聴こえます．このことによって，回路内の結露や分泌物の貯留を発見できることがあります．

4．C：circulation（循環）

次に，血圧と心拍数をみます．異常はなさそうですか？ 異常がみられなくても，薬剤によって現在の状況を維持している場合があります．投与されているカテコラミンや降圧薬はないですか？ 投与され

ているのであれば，どの程度投与されていますか？

　患者の四肢を触って，末梢血管抵抗を推測してみましょう．四肢が温かければ，末梢は開いていると判断します．冷たければ，末梢血管が収縮してやっと血圧を保っている状態かもしれません．もちろん，主観的な温かさのみですべてを把握することは難しいのですが，血圧が低くなっている患者で四肢が温かいのは様子が変です（通常は，血圧を保とうと末梢血管を収縮させるはずです）．

　循環血液量も評価してみましょう．尿量は0.5mL/kg/時以上出ていますか？　中心静脈圧（central venous pressure：CVP）はどうでしょうか？　血圧が低下していたり，心拍数が増加したりしていないですか？　侵襲を受けた後にはサードスペースに水分が移動し，血管内の水分が少なくなります．そういうイベントがありますか？

　また，患者に装着されているモニターの確認もしましょう．モニターのボリュームは十分に音が聞こえる状態でしょうか？　画面はどうでしょうか．心電図は問題なさそうですか？　不整脈は起こっていませんか？

5. D：diet（栄養，腹部）

　患者の栄養状態はどうでしょうか．ここでは，Harris-Benedictの式を使って栄養状態を計算するなんて複雑なことをする必要はありません．患者に栄養は投与されているのか，どのようなものがどの経路から投与されているのかを確認しておきます．

　重症患者では，血糖値がとくに重要です．高血糖は予後を悪化させるといわれているため，血糖値が180mg/dL以下であるかどうかを確認しましょう．

　腹部の所見はとても大切です．腹部を触診し，患者の表情をみてみましょう．筋性防御はないですか？　同時に下腹部も触診してみましょう．膀胱が張っていないですか？　ほとんどの患者は膀胱留置カテーテルが挿入されていますが，閉塞の危険性もあります．私も下腹部の

触診で，カテーテルの閉塞に気づいたことが数回あります．

最後に，腸蠕動音を聴きます．

6. E：extremities（四肢）

次に，四肢を観察しましょう．とくにライン挿入部は，発赤がないか，膿はないか，固定は完全かを確認します．同時に，浮腫の状態も観察するとよいでしょう．踵は褥瘡が出現しやすい場所です．発赤がないか，持ち上げて確認しておきましょう．

抑制はされていますか？ されているのであれば，その必要性を考えましょう．鎮静を中断すると抑制は不要になることもよくあります．気管挿管＝抑制ということには，まったく根拠はありません．抑制をするのであれば，それだけの理由が必要だと考えてください．たとえば，説明をくり返しても患者が自身の置かれている状況を理解していないことや，せん妄状態の場合は抑制が必要な根拠に該当するでしょう．

7. F：family and other laboratories（家族，その他検査データ）

患者の家族の状況も確認しましょう．待機しているのか，病状説明のときに何か問題はなかったのか，本人と家族の関係はどうだったのか，などです．

その他，検査データを確認します．主に確認するデータは，炎症所見，肝機能，腎機能，凝固機能です．これらは患者の各システムが有効にはたらいているかの評価に重要です．重篤な患者は多臓器不全になりますから，関係がないシステムでも障害が起こる可能性があります．

8. その他のチェック項目

その他にも確認事項はあります．

モニターのアラーム設定は，患者の状態にあわせて適切ですか？

わからなかったら先輩に教えてもらいましょう．血圧低下に注意しなければならない状況なら，血圧に対するアラームは厳しめに設定しましょう．心拍数も同様です．アラームは，患者の病態を予測して設定します．医師のコール条件にあわせて設定するものではありません．モニターのアラームは，看護師が気づき，アセスメントするためのものです．そのため，医師を呼ぶ条件とは一致しません．もし，将来，アラームがPHSで医師に送られるようになったら，看護師は用なしです．

　また，患者急変時の対応についても確認しておきます．急変時に静脈注射できるラインはどこか，重要な薬剤には投与していることがわかるような「旗」があるか，などです．もし，それらの対応がなされていないとしたら，それは前のシフトに問題があるのかもしれませんが，指摘したりするのではなく，まずは自分でさっさと対応しましょう．また，蘇生バッグの準備も必須です．きちんと作動できるかも確認しておきましょう．

Summary　まとめ

- 始業時に行う点検は，ただの点検ではなく，患者の状態をしっかりと把握するための点検である．

第1章

クリティカルケア看護について

第1章 クリティカルケア看護について

1 クリティカルケア看護とは？

Objectives
本項の目的
- クリティカルケア看護の定義を説明することができる．
- 医療の質に関する6項目を列挙することができる．
- 行っている実践が医療の質の6項目のどこの部分に寄与しているかを列挙することができる．

1 「クリティカルケア看護とは？」に答えはあるのか？

「クリティカルケア看護とは？」――よくある問いなのですが，なかなか一概には答えられません．

多くの場合，この「クリティカルケア看護とは？」に対する回答には，回答者の価値観が入ってしまいます．ありがちなのが，現状のクリティカルケア看護を描写して回答しているのではなく，「○○あるべき」などという価値観を反映したものが答えになってしまうことです．価値観を反映した回答ばかりならば，多くの看護師のコンセンサスを得ることは困難な作業になるでしょう．

ある程度の看護師からコンセンサスを得るためには，定義はかなり"ざっくり"としたものになるのだと思います．

2 AACNの定義が示すクリティカルケア看護

1. クリティカルケア看護が取り扱う対象

ここで「クリティカルケア看護とは？」に関して海外の見解もみなが

ら考えてみましょう.

クリティカルケア看護に関して，米国クリティカルケア看護師協会(American Association of Critical Care Nurses：AACN)では次のように定義しています.

「クリティカルケア看護とは，生命を脅かす問題に対する人間の反応を扱う看護の分野である.」[1]

"人間の反応を"という部分は，一般的な看護の定義と同じです．つまり，扱うのは疾病や外傷それ自体ではない，ということです.

具体的には，疾病それ自体ではなく，それによって起こる患者の呼吸や循環の反応，身体的苦痛やセルフケア能力の低下，スピリチュアルな苦痛などを扱う，ということです.

これらには患者自身が感じとれるものもあるでしょうし，感じとれないものもあると思います．痛みや苦悩，日常生活動作(activities of daily living：ADL)の改善は患者自身が感じとれるかもしれませんが，アシドーシスについてはなかなか難しいかもしれません.

この定義から，クリティカルケア看護というのは，集中治療室(intensive care unit：ICU)などの"場"に規定されているわけではなく，基本的には"対象(ここでは「生命を脅かす問題をもつ人」ということになります)"に規定されていることがわかります.

2. クリティカルケア看護の対象となる患者

看護の対象となる「生命を脅かす問題をもつ人」について，もう少し深く考えてみようと思います.

この「生命を脅かす問題をもつ人」は，英語でいうと，"critically ill patient"となります．AACNでは，"critically ill patient"がどのような患者かについて，以下のように述べています.

「潜在的な，あるいは実在する生命を脅かす健康問題のリスクが高い患者である．よりcritically illな患者では，より脆弱性が高く，不安定で，複雑になりやすい．その結果，集中的で油断のない看護を必要

とする」[1]

「脆弱性が高い」とは，つまり，攻撃に弱いということです．もう少し専門的な言葉を用いると，「患者のアウトカムに悪影響を与える可能性がある，実在あるいは潜在するストレッサーからの影響の受けやすさ」です．ここで重要なのは「脆弱性」「不安定」「複雑」です．

定義にあるように，このような特性をもつ患者は「集中的で油断のない看護」を行えるようにつくられたICUや，HCU（high care unit）で管理されることが多いと思います．

そのため，ICUやHCUにおける看護が，クリティカルケア看護の主要な部分である（もちろん，それがすべてではありませんが，大部分です），ということができると思います．そこで，本書ではおおむねICUにおける看護に焦点をあてて記述することにします．

患者の特徴に関しては，「脆弱性」が高く，「不安定」で，「複雑」という3つの特徴が挙げられましたが，もう1つ看護を行ううえで考慮に入れておかなければならないことは，患者の置かれている環境の特殊性です．つまり，患者はICUなどといった特殊な環境下に置かれているということです．

3 看護実践は現場における実践に基づき決定される必要がある

看護実践は現場における実践に基づき決定され，そのあり方が考えられなければなりません．

つまり，看護の専門性やあり方をつくりあげるのは実践であり，その実践は社会の要請によって刻々と変化するものです．30年前，自動体外式除細動器（AED）を市民が使用すると誰が思っていたでしょう．今や市民が除細動を行うことは当然になりました．

もちろん，現場の意見のみで決定されるのではなく，そこには社会的ニードに対する今後の予測など，机上で行われることも考慮に入れることとなりますが，現場不在で考えることができるものではありません．

脳内だけで考えられた「あるべき」論で定義されると，現実の臨床と，学問の世界の乖離が進み，実践とのギャップが大きくなっていくばかりです．

4 医療の質を構成する6つの観点から，看護師が行うべきことを考える

看護師は医療職の1つです．患者が望んでいることは，質の高い医療を受けることです．では，ここでの「質」とは何を指しているのでしょうか．

米国のInstitute of Medicine（IOM）では，医療の質として次の6項目を挙げています．

- 効果的（Effective）
- 効率的（Efficient）
- 安全（Safe）
- タイムリー（Timely）
- 平等（Equitable）
- 患者中心（Patient-Centered）

以下に，それぞれの項目について解説します．

1．効果的

行われている診療や看護に効果があるかということです．

つまり，効かない薬は効果的ではないし，ケアの目的が達成できないケアは効果的ではない，ということになります．

2．効率的

同じ効果があるのであれば，できるだけ低コストで行えるほう，ということです．

1日1回鎮静を中断するDaily Interruption of Sedatives（あるいは

Sedation Vacation）は，人工呼吸期間が短縮されるというエビデンスがあります．そのため，この実践は効果的であり，かつ，鎮静薬の投与量を少なくするので効率的ともいえます．

3. 安全

自己抜管，誤薬，転倒・転落，機器類の誤作動などが「安全」の問題として挙げられます．これに，合併症の発生も加える必要があります．安全というと，どうしても「インシデント（incident）」という側面に考えが向かってしまいがちですが，そういう「安全」だけではなく，不要な合併症を起こさないということも「安全」ではないでしょうか．

人工呼吸器関連肺炎（ventilator associated pneumonia：VAP）や深部静脈血栓症（deep venous thrombosis：DVT）などは，患者からみれば，原疾患とは関係のない，治療や臥床によって生じるものです．それらの合併症を起こすような医療を行っていることは「安全」とはいえない，と考えることもできそうです．

4. タイムリー

日本語でいうと「適時」ですかね．たとえば，患者が術後，創部が痛むことを看護師に伝えたとき，看護師が研修医に伝え，研修医が上級医に連絡し，そこから看護師に伝え，看護師が薬剤部に鎮痛薬をとりに行き，ようやく患者のもとに鎮痛薬が届く，という具合に，鎮痛薬が患者に届くまで何十分もかかってしまうのはタイムリーとはいえません．

ICUでの看護師の"持ち味"は「タイムリー」にあるといっても過言ではありません．看護師がタイムリーに行えるからこそ，患者に質の高い医療を提供することができるのです．患者の変化をすぐに（タイムリーに）察知し，タイムリーに対処することはとくに重要で，医師が来なければ動けない，というのでは"タイムリー"という医療の質の一角

で重大な責任を負っている部分を自らおとしていることになります．

5．平等

お金があるとか，人種とか，議員の息子といった，いわゆる患者の属性によって提供する医療を変えるのではなく，患者を平等に扱う，という意味です．

6．患者中心

医療従事者が中心になって意思決定をするのではなく，患者を中心において，患者に情報を提供し，患者の意見や好みを尊重した医療を提供するということです．

たとえ，患者の嗜好が私たち医療従事者からみて変わっていると思えても，患者の意思を尊重するということです．

*

これらの医療の質を構成する6つの観点はとても大切です．私たちはよく，「これは誰の仕事か？」ということを議論します．肺動脈楔入圧測定は医師の仕事か，静脈注射は医師の仕事か，人工呼吸器の組み立ては臨床工学技士の仕事か，などです．

これらを考えるときに私たちはついついそれぞれの職種の業務量で考えてしまいがちです．それを看護師に押しつけられると忙しくなる，といった具合です．そういう場合，それらの業務量のことはとりあえずおいておき，今紹介した医療の質を構成する6つの観点から考え直してみましょう．「誰が行うほうが質は高いのか？」です．そうすると，看護師が行うべき仕事が明確になってきますし，課題も明確になるのではないでしょうか．

5 「看護独自の実践」ではなく,「目の前の患者に提供できること」

　クリティカルケア看護を行うには高度な知識と技術が必要であることは,自明のことだと思います.

　たとえ,その知識や技術が,医師も知っていることでも,理学療法士も知っていることでも,患者にとって最もよいタイミングで適切に行えるのは看護師かもしれません.

　たとえば,同じ行為でも医師が行うより看護師が行うほうが迅速で,患者にとって利益が大きいものも多いです.とくに人工呼吸器からのウィーニングに関しては,看護師が行ったほうが医師が行うよりも早期に達成できる,ということが数多く報告されています(これは看護師独自の判断のほうがすぐれているということではなく,看護師の働き方がタイムリーさを提供するために適しているからです).

　医療の質を向上させることが目的なのですから,「患者に質の高い医療を提供するためには何をすればよいのか」を考えれば,私たちが行う必要性のある仕事がみえてくるはずです.

　私は「自分たちが何を行うべきか」というときに,「看護独自の……」などの観点から考えるのではなく,自分たちがどのように行動すれば患者に最も適切な「医療」を提供することができるか,という観点から考えることが重要だと思っています.

　私たちしかできないといった排他的な「独自性」ではなく,私たちが行うほうが最も患者にとって有用である,という考え方です.「独自性」はほかの職種ができない,ということのみでなく,「相対的に得意」ということも含まれるのではないでしょうか.

　患者に今必要で,私たちが提供可能な,できるだけ質の高い医療を提供することが重要であり,既存の「看護」に固執する必要はないのです.前にも述べましたが,「看護」は社会のニードにより変化するものです.「患者に質の高い医療を提供するためには何をすればよいのか」という考えをもとに,既存の「看護」にとらわれることなく行った私たちの行為は,いつかそれが「看護」だと認知されるようになるでしょう.

先に「クリティカルケア看護とは？」ということが実践の場から定義されるのであれば，それは常に変化するはずだと書きました．クリティカルケアにおいて看護が機能する役割も，時代や社会背景，患者特性などによって変化するはずです．

Point 要点

ミニドクター？

クリティカルケア領域の看護師には，古くから「ミニドクター」という批判があります．これが批判となりうる前提には，医学が看護のアンチテーゼである，ということがあると考えています．

よくいう「医者はこれをする人，私たちはこれをする人．私たちは医者のお手伝いではありません！」のような感じですね．個人的には，この考え方は古いのではないかと思っています．たとえば，医師不在時に患者が急に腹痛を訴えたとします．その際，近くにいる看護師が的確にフィジカルアセスメントを行い，危険な疾患の可能性を考え，的確な介入を行うことは，患者にもメリットになることです．

ただ，問題となるのは，医学的知識のみに傾倒し，薬剤の処方にまでも口を出したがる看護師がいることではないでしょうか．当然，看護師が高度な医学的知識を身につけること自体は問題はないでしょう．

ほかの例を挙げてみましょう．人工呼吸器の細かな弁の動きやモードに詳しい人がいます．それらのことを詳しく知らない人からみれば，その人はただの「呼吸器好き」です．しかし，その人が自身の知識を使って，患者が人工呼吸器と同調できていないことを発見し，適切な対処ができたとしたらどうでしょうか？　人工呼吸器と同調できていない患者は大きな苦痛を感じているため，この人は立派に患者ケアを行ったことになります．

問題は，その身につけている知識をいかに患者ケアに活かすか，ということなのです．患者ケアに活かすための知識を身につけていないのならば，それはただの「呼吸器好き」です．

その知識が細かいとか，医学的だとか，マニアックだとか，そういうことは問題ではありません．どう活かすかを常に考えることが大切です．

6 患者のそばにいること——クリティカルケア看護における重要な役割

私はクリティカルケア看護における重要な役割は，「患者のそばにいること」であると考えています．したがって，患者のそばにいることが

できないような環境では，重症患者の管理は行っていても，それは"本質的な"クリティカルケア看護のコアとなる機能を果たしていないことになると思います．

患者のそばにいるからこそ，わかることがたくさんあります．バイタルサインのみでなく，表情の変化，体位の変化，呼吸音などです．とくに意識レベルの変化などは看護師の独壇場です．

クリティカルケア領域の看護師は，患者の些細な変化に鋭敏でなければなりません．すべての変化がモニターに現れるわけではありません．看護師は五感を駆使しながら，患者の変化を察知し，それが大きな変化となる前に適切な介入を行うのです．

7 訴えを聞く能力――耳を傾けるのみでは不十分

クリティカルケア領域において，多くの患者は意識障害，鎮静下にあり，適切に自身の症状の変化を訴えることができません．私たちはその訴えを，声ではなく，さまざまなモニター，生理学的変化から察知しなければなりません．耳を傾けるのみでなく，積極的に訴えを察知するのです．

この訴えを察知する能力こそ，クリティカルケア領域の看護師に必要な，特徴のある能力だと思います．

8 声になるように援助する――最近のアプローチ

近年，気管挿管患者にも鎮静薬を投与しなかったり，非常に浅い鎮静で管理することが多くなっています．今まででしたら，声にならない声を聴くことが大切でしたが，別のアプローチを行うこともできます．つまり，声にならないものを，声になるように援助する，ということです．

鎮静患者で顔をしかめている患者がいます．声にならない声を聴く看護師は，疼痛があるだろうと考えて鎮痛薬を増量したりします．し

かし，思い切って患者を覚醒させると，どこも痛くないという状況が時々あります．

　できるだけ，患者が自身の状態を伝えることができるように状況を整えること，これはとても重要な看護です．

引用文献

1) American Association of Critical Care Nurses, Mission Statement, 1990.

Summary　まとめ

- 看護実践は，現場に基づいてそのあり方が考えられなければならない．
- 看護の独自性，専門性よりも，今，患者にとって必要なケアを提供することが重要である．
- そばにいること——このことが重要な看護の機能の1つである．
- クリティカルケア領域では，バイタルサインやモニター，フィジカルアセスメントなどを駆使して，患者の訴えを察知することが重要である．
- 患者の「声にならない声を聴く」ことだけではなく，「声になるように援助する」ことも大切な看護である．

第1章 クリティカルケア看護について

2 AACN Synergy Model（相乗作用モデル）

Objectives
本項の目的
- AACN Synergy Modelの概略を説明することができる．

1 AACN Synergy Modelとは？

　クリティカルケアにおける患者－看護師関係を表したモデルとして，AACN Synergy Model[1]というものがあります．

　米国クリティカルケア看護師協会（American Association of Critical Care Nurses：AACN）が作成した患者の"特性"と看護師の"能力"が一致したとき，よいアウトカムが最も生まれやすい，ということを示したモデルです（図1）．

　このモデルはAACNが認定看護師の能力を考えるときに生まれてき

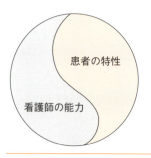

患者の特性と看護師の能力が一致したとき最善の患者アウトカムが生まれる

図1　AACN Synergy Modelによる患者－看護師関係
Curley MA：Patient-nurse synergy: optimizing patients' outcomes. Am J Crit Care 7（1）：64-72, 1998より引用

たアイデアなのですが，それまでの，"行うこと（たとえば，教育，研究，実践など）"を看護の中心とした考えから，患者のニードに応え，最善のアウトカムに影響を与えるということを実践の土台にすべきだという考えから生まれています．

2 患者の特性にはどのようなものがあるか？

患者の特性と看護師の能力のマッチがこのモデルでは重要視されているのですが，患者の特性は以下の8つに分けられています[2]．

①**回復力（resiliency）**：
代償や対処によって，もとの機能レベルに回復する患者の能力．
②**脆弱性（vulnerability）**：
患者のアウトカムに悪影響を与える可能性がある，実在，あるいは潜在するストレッサーからの影響の受けやすさ．
③**安定性（stability）**：
安定した均衡状態を保つ能力．
④**複雑性（complexity）**：
2つ以上のシステムのもつれ（たとえば，身体，家族，治療）．
⑤**利用可能なリソース（resource availability）**：
患者，家族，地域が使用できるリソースの広がり（たとえば，人材，経済的，社会的，精神的，技術的）．
⑥**ケアへの参加（participation in care）**：
患者，家族がケアに参加できる度合い．
⑦**意思決定への参加（participation in decision making）**：
ケアの面で患者，家族が意思決定に参加できる度合い
⑧**予測可能性（predictability）**：
明らかな（疾病）過程を予測させる患者の状態／状況．

「患者特性」というと難しいですが，ある特定の視点からみたとき，

患者・家族にどのような特徴があるかをみたものです．

野球にたとえていうと，選手の打撃力，守備力，走塁力などと同じです．選手の特徴は，あるときには「やさしさ」「かっこよさ」などで特徴づけることができるかもしれませんが，野球という視点では，打撃力，守備力，走塁力となるわけです．

これらの特性はその能力レベルによって，さらに5段階に分類されます．

人間は精神的・身体的ストレスの大きさにかかわらず，もとの状態に戻ろうとする力をもっています．非常に強い，ショッキングな出来事に対し，ある人は適応し，ある人は適応できません．

この能力をここでは"回復力"とよびます．もちろん，精神的なもののみではなく，身体的な側面でも同じです．

回復力にはさまざまな要因が関連しています．その人の社会的資源やスピリチュアリティ，信仰が回復力に関連しているかもしれません．

AACN Synergy Modelでは，身体側面のみならず精神面，社会，家族も1つのシステムとしてみます．

複雑性では，「いくつかの臓器が障害されている」ということのみでなく，家族のダイナミクスが崩れているような場合も，1つのシステムの障害としてみます．

3 看護師の能力にはどのようなものがあるか？

次に，患者のニードとマッチするべき看護師の能力とは，どのようなものなのでしょうか．AACN Synergy Modelでは，以下の8つが看護師に必要な能力とされています[3]．

①**臨床判断（clinical judgement）：**
　意思決定やクリティカルシンキングを含めた臨床推論能力．
②**臨床探求（clinical inquiry）：**
　研究や文献などを通じて実践を評価し，新たな実践を開発する能力．

③学習の促進者（facilitator of learning）：
患者・家族への学習支援能力．

④コラボレーション（collaboration）：
患者，家族，医師，同僚看護師などを患者の現実的なアウトカムに向かって動かす能力．

⑤システムシンキング（system thinking）：
システム全体を見渡し，根本的な問題点を明らかにする能力．

⑥代弁者・道徳的主体者（advocacy and moral agency）：
患者・家族の代弁者となる能力．これを考えるときには，個々の患者・家族の差異（diversity）をしっかりと理解する必要がある．

⑦ケアリング（caring practices）：
患者が安楽で守られているように感じる，思いやりのある治療的な環境をつくる能力．

⑧多様性の理解（response to diversity）：
文化的背景，個別性を深く理解する能力．

　これらの能力もいくつかの段階（レベル）に分けられており，このレベルでは専門看護師（clinical nurse specialist：CNS）レベルである，とスケーリングできるようになっています．上述の能力はすべて看護実践に必要な基本的な能力ですが，どれが最も重要になるかは患者の特性によって変化します．ある患者にとっては「ケアリング」が重要となり，ある患者には「学習の促進者」が重要となります．
　このように，患者の特性と，看護師の能力がマッチした場合，最善のアウトカムが得られるというのがこのモデルです．私たちは患者のニードに合わせ，もっている能力を駆使し，最善のアウトカムを導き出すことのできる存在である，ということをこのモデルは示しています．

Summary 📖 まとめ

- クリティカルケアにおける看護実践を示すモデルとして，AACN Synergy Modelというものがある．
- 看護師の能力と患者の特性がマッチしたとき，患者にとって最もよいアウトカムが生まれる．

引用文献
1) Curley MA：Patient-nurse synergy: optimizing patients' outcomes. Am J Crit Care 7（1）：64-72, 1998
2) Curley MA：The synergy model: From theory to practice. Synergy —The unique relationship between nurses and patients（Curley MA ed）, p1-23, Sigma Theta Tau Intl, 2007
3) Hardin SR et al：Synergy for clinical excellence —The AACN synergy model for patient care, Jones & Bartlett Publishers, 2005

第2章

クリティカルケア看護における患者・家族の反応

第 2 章 クリティカルケア看護における患者・家族の反応

1 ICUにおける患者の反応

Objectives
本項の目的
- ICU患者の体験にはどのようなものがあるか，列挙できる．
- 何かを喪失するICU患者の心理的な過程を述べることができる．

1 ICU入室中の患者の苦痛には，どのようなものがあるか？

　ICU患者の体験を知ろうとする努力は，かねてから行われてきましたが，ICU患者の多くはコミュニケーションをとることが困難なため，この試みは容易ではありません．

　ICU患者の体験については，基本的に，ICU退室後の患者に対してICUでの記憶を調査するものですが，すべての患者がICUで起こったことを退室後に記憶しているわけではありません．ICUで受けた苦痛について，人工呼吸管理を受けたICU退室後の患者のうち半数近くが記憶しているとされています．

　表1にICU患者の不快な体験の代表的なものを示しました．とくに気管チューブが挿入されている患者では，気管チューブの違和感や会話ができないことが苦痛の原因になるようです[1]．これらは，環境のみが要因となっているということではなく，患者の病態や治療と組み合わさって起こることを示します．

　ICUの患者がどのような苦痛を多く感じているのかということを把握しておくことは大切です．なぜなら，私たちは患者とコミュニケーションがとれないことも多いため，患者が感じている苦痛を推測する

表1 ICUにおける患者の不快な体験

- 会話ができない恐怖
- 口渇
- うまく飲み込めない
- 不安
- 気分が落ち込む
- 騒音
- 寂しい
- 幻覚
- 疼痛
- 不眠
- 恐怖

しかないからです．ほかの情報とあわせて患者の苦痛を推測し，緩和できるようにつなげることが必要です．

2 幻覚・妄想を生じるICU患者は多い

表1のように，容易に推測できる現実的な苦痛のほかに，とくに気管挿管，鎮静を受けている患者においては，その多くが幻覚を体験し，それが不快な経験につながっています[2]．これらは普段私たちの目に映らない部分であるため，注意するべきでしょう．患者から何か理屈で説明できない訴えがある場合，それは幻覚や妄想のためかもしれません．

経験した人もいると思いますが，精神疾患の既往，中枢神経の障害や意識に影響を与える薬剤の投与がなくとも，幻覚，妄想を呈する場合があります．私の経験では，これらは病態の悪化と無縁ではありません．具体的には，心不全の悪化とともに，不穏となったり，妄想が生じたりする，といった状況です．

精神面の問題は，病状の受け入れなど精神的な原因に起因していると考えがちですが，まずは身体面の変化を確認しなければなりません．さもなければ，重要な情報（低酸素血症やアシドーシス）を見逃すことになるでしょう．最も行ってはならないことは，評価もせずに鎮静薬を投与してしまうことです．

Clinical Tips 臨床の要点とコツ

ICUでの経験を退室後の患者に聞く

ICU患者の体験には，私たちが想像しえないものがあります．ぜひ，退室後の患者にICUでの経験を聞いてみてください．

こちらが不穏だととらえていた背景に，患者はどのような体験があったかを聞くことができるでしょう．さらに，それらと鎮静の関係などを考えてみるとよいかもしれません．

3 ICUの「記憶」とPTSD

ICUを退室した患者におけるICUの記憶は，「現実的な記憶」「幻覚」「記憶なし」に分けられます．

どのくらいの患者に記憶がないかに関しては，治療や病態などに影響を受けるため一概にはいえませんが，人工呼吸患者の18%[3]，33%[1]程度だと考えられます．

鎮静薬を使用している場合のみでなく，鎮静薬を使用せず鎮痛薬のみを使用した場合においても記憶がない患者は一定数存在します[4]．

ICUでの体験が一部の患者においては心的外傷後ストレス障害（post-traumatic stress disorder：PTSD）発症の要因となります．ICUから退室後に，現実には起こっていない出来事（侮辱された，など）の経験を語る患者に会ったことがある人もいると思います．このような患者はICUに対し，過剰に嫌な思い出をもっており，このことは後々の生活に影響を与えることがあるかもしれません[5]．

ICU退室後の実際のPTSD発症率は，調査の対象，診断基準が異なっているためよくわかっていないのですが，おおむね9%程度だといわれています[6]．これらは，患者の精神的な体験のみでなく，身体的な体験，患者のもつ素因などが絡み合って起こるのであろうと考えられています．

現在のところ，これらは研究途中であり，有効な予防法を見つけ出すにはまだ時間がかかりそうです．しかし，そういった問題が存在することを意識し，ケアを行うことは重要です．

4 危機に対する心理的反応

1. 危機の受け入れ

とくに救急領域では，患者は鎮静から覚醒したら，障害をもっている自分を受容しなければならないときがあります．医療従事者からみれば，その障害は患者が来院時からもっているものであり，新たなものではありませんが，患者にとっては覚醒した"今"，気づいたものであるということに注意しなければなりません．このような心理的な危機に対して，適切なアセスメントと援助が求められます．

なんらかの問題が生じた場合，人は多少とも不安を感じます．ある程度の不安は問題にはなりません．それは問題を解決するための刺激になるからです[7]．ただし，強すぎる不安は現実から逃避させ，知覚を歪めてしまいます．

患者はそれぞれ個別性をもっており，その反応を類型化することは困難です．障害の程度もさまざまであれば，とくに鎮静からの覚醒も無意識→覚醒といったデジタルなものではありません．さらに同じ障害でも，その障害への認識も一様ではありません．

危機理論はその一様でない反応の根本にある基盤を分析，解釈し，概念化したものです．それを用いることにより，複雑な現象がわかりやすくなったり，非合理にみえる患者やその家族の反応を解釈できると思います．

2. 危機の認識

ここで，危機とは何かについて考えてみましょう．危機に関する定義として有名なものはカプラン[8]のものでしょう．すなわち，「なんらかの障壁があり，それが習慣的な問題解決の方法を用いても克服できないときに生じる」というものです．

つまり，"何か不幸な出来事があったこと"が危機なのではなく，そ

れが"いつもの手法で解決できない"場合が危機だというわけです．

　危機の原因となりうる問題や環境の変化は，「それ自体」として存在するのではなく，人は「解釈」というプロセスを経て，それらの問題を"危機"として認識します．つまり，患者やその家族は，私たちが考える事実としての問題を危機としてとらえるとは限らず，私たちとは異なった解釈や評価を行うことがあるというわけです．

　どのように解釈や評価を行うかは，個人の信念やその問題に対してどれほどの思い入れがあるか，などに影響を受けます．たとえば私たちからみて重要な問題でなくとも，患者にとっては強く心を揺り動かされるような問題であることもあります．

　私たちは患者のそれまでの生活史に関しては無知であることが多いため，その問題が患者にとってどのような意味があるのかを知らないまま看護を行うことがあります．患者の反応をみて，それまでの生活史に対し思いをめぐらし，また，積極的に患者や家族から情報を集める必要があるでしょう．

　このように，ある問題がどの程度患者にとって危機なのかどうかは，基本的に個別的な問題であり，一概にはいえません．ただし，どの程度の危機か，という評価に影響を及ぼしている要因に関しては（すべてではないにせよ），推測が可能です．

　たとえば，出来事の不確実性は，同じ悪い出来事だとしても確実に起こるとわかっていることより，ストレスフルな状態をつくりやすいと考えられます．

3. 危機に対する心理的反応過程

　危機理論に関する研究者たちが，危機に対する心理的反応についていくつかの過程を記述しています．日本ではフィンクの理論[9]が比較的有名です（**表2**）．

　これらは，危機に対する急性反応から，いくつかの段階を経て適応へと向かうことを示しています．本モデルは，①永久的な障害を残す

表2　危機への心理的過程（フィンクの理論）

	自己の体験	現実の知覚	情動の体験	認知構造	身体障害
ショック（ストレス）	存在への脅威	押しつぶされるような認知	パニック，不安，無力感	構造の崩壊：将来への見通し，思考，理解能力の欠如	十分な医療を必要とする急性の身体障害
防御的退行	それまでの構造を維持しようとする試み	現実逃避，楽観的な考え，否認，抑圧	無関心あるいは多幸（挑戦された場合を除く．その場合は怒り），軽度不安	防御的な再構築：変化への抵抗	急性期からの身体の回復：最大限可能なレベルへの身体機能の回復
承認（ストレスの再現）	現に存在する構造をあきらめる，自己卑下	現実への直面，現実をつきつけられる	無関心あるいは不穏を伴う抑うつ，苦しみ，悲哀，高度の不安，圧倒された場合，自殺	防御的な崩壊：①構造の崩壊，②現実認識の変化に関する再構築	身体的な平衡状態：変化がないことを体験するまで少しずつ回復
適応と変化	新しい構造と価値の構築	新しい現実への試練	満足な体験が次第に多くなる（次第に不安に軽減する）	現存する資源と能力の再構築	身体的障害に変化はみられない

　外傷性脊髄損傷患者の観察，②最愛の人をなくした人，③障害を負った人の反応に関する文献検討により作成されています．

　そのため，本モデルがすべての危機状態の患者にあてはまるとはいえません．モデル構築の経緯から考えて，急性に何かを喪失した場合に対して適応できる可能性があります．参考までに，適応までの段階を**表2**に示します．

　注意してほしいのは，この段階のみを覚えて，患者にあてはめるだけでは意味がないということです．それよりも，どのような「過程」を経て適応状態になるのか，どのような体験をし，葛藤を抱えることになるのかを理論を通じて学ぶことが，患者理解に通じるのだと思います．

　このフィンクの理論はマズローの欲求段階説がベースにあります．すなわち，ショック，防御的退行，承認は安全への欲求というモチベーションにより引き起こされます．そして，適応の段階では成長への欲求というモチベーションがはたらきます．

a. 安全への欲求

　安全への欲求が高い時期に安全を脅かすものは，敵とみなされる可能性があります．つまり，現実を直視させようとする医療者は，敵とみなされる可能性があることに注意しなければなりません．強い危機を感じた場合，患者は防御をします．この防御は自我の構造を守ろうとする反応で，精神的な安全を保つために起こっています．

　"ショック期"には，患者は自己保存に対する強い脅威を感じます．現実――つまり危機は対処できないほど大きなものであり，無力感や強い不安を感じます．思考は混乱し，何が起こっているのかを正確に把握できなくなります．

　そして，圧倒的な対処できない問題や障害に対し，人は防御を強めます．危機は人の価値観や生活習慣，信念，未来への見通しなどを変えるように迫ってきます．その脅威から今までどおりの自分（価値観や生活習慣など）を守ろうとするのです．

　そのため，自分が今までの自分と同じであることを確認したり，出来事そのものを否定したり（本来は長期間の障害に関することでも），脅威は一時的なものであると思い込んだりします．現実から逃避し，あるいは否定し，しばしば非現実的な楽観的考えをもったり，多幸感があることもあります．この段階を"防御的退行"とよびます．

　次に，承認しなければならない時期がきます．成長の欲求が人には存在すると仮定するのならば（これはマズローの理論です），安全を確保することしかできない防御を継続することは，欲求に反することになります．防御的退行を続けるという欲求は減少し，現実を直視しはじめます．また，防御を行っても元の状態には戻ることはできず，役に立たないことに気づきます．

　この承認の段階では，現実に向き合うことになるため，強いストレスを受けます．人は好むと好まざるとにかかわらず，現実から逃げ出せないことを知ります．そして，かつての自分ではないことを知るのです．このような時期には強い抑うつ，喪失感，などを感じます．認知レベルではショック期のように統合された思考ができなくなること

もあり，自殺を試みることもあります．

b．成長への欲求

適応の段階では，価値観を新しく構築し，修正された自分に対するイメージを受け入れるようになります．さまざまな努力などにより満足感を得ることもあり，喪失も前向きにとらえます．この段階は成長の欲求により支えられます．

＊

最初の3つの段階（ショック，防御的退行，承認）は，最後の段階である適応に至るうえで必須の過程です．つまり病的な反応なのではなく，自然な流れといえます．ただし，すべての人が段階を順番に歩むわけではなく，承認の後に再度防御的退行に入ることもあります．

これらの段階をみると，ただ単に段階が並んでいるということではなく，心理学的な，ある意味自然な流れによりプロセスが進んでいることがわかると思います．つまり，○○の時期は何日くらいですか，といわれても一概には答えられないのです．

また，注意してほしいのは，この理論の前提です．この理論は障害受容のプロセスを示したものであるため，ICUにおける家族や可逆的な機能障害をもつ患者にあてはめるのは危険です．

これらの適応の過程がうまく進まないと，自殺，抑うつが生じることがあります．これらはこのような心理的な過程にのみ起因して起こることではなく，身体的な問題から直接生じることもあります．たとえば，抑うつは脳血管攣縮により起こるかもしれません．このように，問題が生じたときに心理的過程のみに依拠して判断を行うことは，慎む必要があります．

4．危機に対する援助

危機状態にあると，精神的安定を保とうとして防御的退行などの対処がとられます．上述しましたが，この状態で現実を突きつけることは，

患者にとっては脅威です．ここで患者との信頼関係が築けないと，その後の治療にも影響します．

このような状態下では安全への欲求が強いため，安全を確保することが重要になります．患者をありのまま受け止め，支持し，情緒的に安心させることが重要です．これには看護師や医師のみでなく，家族や友人からの温かい援助が重要となります．

承認の段階では，患者は少しずつ現実と向き合うようになります．しかし，防御的退行が患者の安全への欲求を満たすものであれば，再度防御的退行に戻ることになります．成長への欲求が強くなったとき，患者は少しずつ前に向かって進みはじめます．

援助者は現実に押しつぶされそうになる患者を励まし，安心させ，適切な問題解決が可能となるように援助します．

Summary まとめ

- ICU患者の体験には，気管チューブに起因すること，幻覚や妄想などがある．
- ICU退室後のPTSDは重要な問題である．
- 危機に対し防御的退行がみられる状態で，現実を無理やり押しつけてはならない．
- ショックや防御的退行は自然な過程であって，病的ととらえてはならない．
- 患者が現実を直視しはじめたら，患者を励まし，問題解決を支援する．
- 危機理論は，その理論の前提を考えて適用しなければならない．

引用文献
1) Rotondi AJ et al：Patients' recollections of stressful experiences while receiving prolonged mechanical ventilation in an intensive care unit. Crit Care Med 30（4）：746-752, 2002
2) van de Leur JP et al：Discomfort and factual recollection in intensive care unit patients. Crit Care 8（6）：R467-R473, 2004
3) Samuelson KA et al：Stressful memories and psychological distress in adult mechanically ventilated intensive care patients - a 2-month follow-up study. Acta Anaesthesiol Scand 51（6）：671-678, 2007
4) Capuzzo M et al：Analgesia, sedation, and memory of intensive care. J Crit Care 16（3）：83-89, 2001
5) Griffiths J et al：The prevalence of post traumatic stress disorder in survivors of ICU treatment: a systematic review. Intensive Care Med 33（9）：1506-1518, 2007
6) 卯野木健ほか：ICU退室後の精神神経障害—外傷後ストレス障害と認知機能障害．日本集中治療

医学会雑誌 17（2）：145-154，2010
7) ドナ・C.アギュララ：危機介入の理論と実際―医療・看護・福祉のために（小松源助ほか訳），川島書店，1997
8) G.カプラン：地域精神衛生の理論と実際（山本和郎訳），医学書院，1968
9) Fink SL：Crisis and motivation: a theoretical model. Arch Phys Med Rehabil 48(11)：592-597，1967

Quiz ❓ 応用問題に挑戦

1. ICUにおいて，気管挿管中に患者が経験する事象に関する次の記述のうち，適切なものに○，不適切なものに×を入れなさい．

    （　）a. 幻覚・幻聴は，精神疾患やせん妄の場合にのみ生じる．
    （　）b. 疼痛は心理的なストレスと関連している．
    （　）c. 50％程度のICU患者がPTSDを発生するとされている．

2. 危機理論に関する記述に関して，適切なものに○，不適切なものに×を入れなさい．

    （　）a. 人に起こる不幸な出来事はすべて「危機」である．
    （　）b. フィンクの危機理論では，患者を喪失したときの家族の典型的な反応を表している．
    （　）c. 防御的退行だと評価したら，積極的に患者の状況を説明し，励ますべきである．
    （　）d. 防御的退行の時期は，おおむね2日程度だと考えてよい．

解答・解説はp.264

第2章　クリティカルケア看護における患者・家族の反応

2　ICUにおける家族の体験

Objectives
本項の目的
- 家族の代表的な欲求を3つ列挙できる．
- FCCの概念が理解できる．

1　家族の反応

　ICUにおいて，家族は多くのストレスを抱えることになります．このストレスにはさまざまなものがありますが，一般病棟と比較して，患者が生命の危機的状態にあることや，面会に関して有形・無形の制限が存在することなどが挙げられるでしょう．また，家族の一員を喪失する，あるいは喪失するかもしれない，という体験をする家族も多いと思います．

　さらに，多くの家族は意思疎通が困難な患者に代わって，意思決定を行わなければなりません．家族の一員の喪失に対し，その家族（とくに親しい家族員）は心理的危機に陥ります（第2章「1　ICUにおける患者の反応」の「危機に対する心理的反応(p.39)」を参照）．

2　Family-Centered Care（FCC）

　家族への看護を考えるうえで，必ず「家族」に患者を入れなければなりません．患者と家族を切り離し，家族のみにアプローチすることは陥りやすい誤りです．なぜなら，家族の関心は患者にあるからです．

患者が疼痛に苦しむとき，多くの家族も大きな苦痛を感じます．そこでまず行うべきことは，患者の疼痛を緩和することであって，家族への精神的援助ではないはずです．

1. FCCの概念

Family-Centered Care（FCC）[1]は，昔から小児領域で使用されてきた概念でしたが，近年，ICU領域においても使用されるようになってきました．このFCCは「患者中心の医療」が，患者を含んだ家族へ広げられたものと理解してよいと思います．

したがって，患者ではなく，（患者以外の）家族を中心にしたケアということではありません．最近では家族を，患者に対する治療や検査，看護を妨げる存在として考えるのではなく，患者にケアを提供する構成員として考えるということが強調されつつあります．

実際，患者に対し援助的なかかわりができる力が家族にはあるということを体験した人も多いと思います．この力を最大限に活かすということも重要になってきます．

2. FCCにおける家族の欲求

FCCでは，患者のみでなく家族の欲求も意識してケアを行うことが必要となります．家族の欲求としては，次のようなものが代表的だとされています．

　①情報の欲求
　②患者の近くにいたいという欲求
　③安心したいという欲求

当然，これらは必ず存在すると断言できるわけではありませんし，その強弱も患者の状況などで変化すると考えられますが，最低限これらの欲求を意識することは重要です．

「安心したいという欲求」は，とくに看護師が自信なさそうにケアを

行っていると，満たされないものになるのではないでしょうか．また，患者が苦痛を感じているようにみえる場合などは，とくに注意が必要です．患者が「安楽」でいることは患者の欲求であると同時に家族の欲求でもあるわけです．

Summary　まとめ

- 家族の欲求を満たすためには，患者の欲求を満たす必要がある．
- FCCとは，患者中心の医療を家族にまで広げた概念である．

引用文献
1) Henneman EA et al：Family-centered critical care: a practical approach to making it happen. Crit Care Nurse 22（6）：12-19, 2002

第3章

クリティカルケア看護における臨床判断・問題解決

第3章 クリティカルケア看護における臨床判断・問題解決

1 問題の原因を探る

Objectives
本項の目的
- 臨床において問題の原因を考える場合に用いる思考法について，その特徴と雰囲気を知る．

1 臨床では原因・結果を「逆」に考える必要があることが多い

　基礎教育では，「肺炎」という項目のなかで，その症状として「痰が出る」「発熱する」などと習います．しかし臨床ではその逆で，「痰が出る」「発熱する」という症状から，その原因である「肺炎」にたどり着く必要が出てきます．

　たとえば，「尿量が減少している」という状態（症状）をみて，その原因を考える必要があるのです．この「尿量が少なくなった」という状態を例にして少し考えてみましょう．

　田中さんは1年目の看護師で，術当日の患者を受け持っています．患者は肺の手術を受けており，術中の輸液はかなり少なかったと聞いています．患者には，膀胱留置カテーテルが挿入されています．

　受け持ってすぐ，尿量が1時間あたり15mLしか出ていないことに田中さんは気がつきました．田中さんは，尿量の最低ラインは「体重あたり0.5mL/時」ということを知っています．そして，さらにアセスメントを進め，尿量の減少は循環血液量の減少によ

るものだろうと推測しました．

そこにちょうど医師が通りかかったので，患者の尿量を報告し，輸液を投与するかを確認しました．そして，医師の指示で輸液が開始されることになりました．

この後，田中さんはこっぴどくしかられることになります．なぜなら，膀胱留置カテーテルが折れ曲がって患者の身体の下に入っており，そのために尿量が少ないようにみえただけだったからです．結果として，患者は不要な輸液投与を受けたわけです．

田中さんはミスをおかしてしまったのですが，どのような思考過程で考えれば，このミスを防げたのでしょうか．

まずは，田中さんがこの患者の尿量減少を短絡的に「循環血液量の減少」とアセスメントしてしまったことが問題なようです．

確かに，この患者の状況で尿量が減少した場合，最も考えやすいのは循環血液量減少です．そのため，医師も短絡的に輸液の投与を指示してしまったといえるでしょう．

2 仮説－演繹法

上述の田中さんでは，どのように問題の原因を考えたらよいのでしょうか．

まず，考えられる要因を挙げてみましょう．

①循環血液量減少
②血圧低下
③急性腎傷害
④デバイスの問題

などが，あがります（その他にも考えられる要因はたくさんありますが，ここではこの辺にとどめておきましょう）．

ここで挙げた4つの要因を「仮説」といいます．いくつかの仮説から，どの仮説が最も高い可能性をもっているかを考えるわけです（演繹法）．

その際，追加の情報収集が必要になることがほとんどです．

　循環血液量減少だったら，尿比重は上昇しますし，中心静脈圧 (central venous pressure：CVP) も低下しているかもしれません．デバイスの問題は，膀胱留置カテーテルが詰まっていないか，身体の下敷きになっていないか，などを確認すればよいでしょう．このように，仮説に基づき，情報を収集します．

　こうして，最も考えられる仮説を特定するわけです．実際は複数の仮説が正しいこともありますし，どれが正しいのかわからないまま，ということが多いのも事実です．しかし，「どのような根拠で，どの仮説が最も可能性が高いと考えたのか」ということを説明できることは，とても重要なことなのです．

　田中さんはあらゆる仮説を考慮に入れず，短絡的にアセスメントしてしまったため，結果的にミスをおかすことになりました．

　今までみてきたような思考の方法を，仮説－演繹法とよびます．咳を主訴にしている患者が来た場合に，咳を引き起こす仮説（これは疾患ばかりではなく，薬剤なども考えられます）を考え，それらの仮説をもとに情報を集めるという方法です．この思考方法は「気道内圧が高い」や「頻呼吸になる」など，さまざまな場合に適用できます．これらを意識下で並べ，証拠をもとに否定していくプロセスが大切です．

　これらは思考のプロセスなので，個々の患者の身体に関係した事象以外にも使用できます．不安の原因を探る場合や，ユニット全体の問題点を考えるうえでも，基本となる考え方だと思います．

Summary 📖 まとめ

- 情報から仮説を組み立てる．
- 仮説を並べて，「確からしさ」を検討する．
- 検討しながら，仮説を支持する情報をさらに集める．

第3章 クリティカルケア看護における臨床判断・問題解決

2 臨床判断を行う――EBP

Objectives
本項の目的
- EBP(evidence-based practice)とはどのようなものか，ぼんやりと説明できる．
- 文献をもとに実践するときの注意点を説明することができる．

1 私たちは多くの判断をしなければならない

　前項では，「どのように問題の要因を探るか」という話をしてきました．ここでは，「問題をどのように解決したらよいのか？」について考えたいと思います．

　前項の田中さんの例でいうと，きちんと田中さんが判断していれば，膀胱留置カテーテルが詰まっていないか，身体の下敷きになっていないかを確認した時点で問題解決です．

　急性腎傷害などは看護師が直接改善させることはできませんから，早期に発見し，次に必要な観察を行うことになります．

　問題が経皮的動脈血酸素飽和度（percutaneous oxygen saturation：SpO_2）低下だった場合はどうでしょうか．さまざまな仮説を立て，検討した結果，喀痰が気道内に貯留しているという仮説の可能性が最も高いと考えた場合，「すぐに医師に報告」は不適切かもしれません．なぜなら，喀痰を除去する効果的な介入方法を看護師が考え，判断し，解決する必要があるからです．

　その他に，
①なかなかウィーニングが進まない患者にどのような援助ができるか？

②嘔吐してしまうために経腸栄養が進まない患者にどのような援助ができるか？

など，臨床ではさまざまな問題とそれに対する判断が存在します．

これらは集団としても同じことをあてはめることができます．たとえば，人工呼吸器関連肺炎（ventilator associated pneumonia：VAP）の発生率が高いことに対して何か介入する場合です．この場合，どのようなケアがVAPの予防につながるのかを考える必要があります．

2 evidence-basedは臨床判断の方法である

問題解決のための判断手法として，どのような方法があるでしょうか．

ここで出てくるのがevidence-basedという手法です．この手法を使用して実践を行うことをevidence-based practice（EBP）とよびます．"evidence"は「根拠」と訳されることが多いと思いますが，この根拠とは「主に」研究から導き出されたものを指します．

私たちが何か臨床上の問題に出合って，それを解決する方法には，

①自分で考える
②同僚や先輩，権威のある人に聞いてみる
③調べてみる

という3つがよくある方法ではないかと思います．

「自分で考える」はどうでしょうか．具体的には病態生理などから推論することになります．

たとえば，VAPは細菌が肺内に侵入することにより起こるので，人工呼吸器の回路は頻繁に交換するべき，というような思考法です．その他にも，昔，看護学校で教えられた清拭は「末梢から中枢に向かって拭く」も同じような根拠によるものです．

しかし，このような方法のみを用いるのはevidence-basedとはいえません．実際に，いくつかの研究で，人工呼吸器の回路を頻繁に交換してもVAP発生率は低下しないことが示されています．病態生理的

理屈からすると，効果がある薬剤が，実際に患者で調べてみると効果がなかった，などという例はたくさんあります．

「権威のある人に聞く」ことはなかなかよいかもしれませんが，権威のある人と知り合いではないかもしれません．また，「同僚や先輩に聞く」というのは効率もよい反面，その答えが正しいかは誰に聞いたかによります．ある人は文献を読み込んでいて，それらを統合して話をしてくれるかもしれませんし，ある人は適当に答えるかもしれません．また，真面目に答えても的はずれかもしれません．

これらのように，病態生理学的知見をもとにした推論や経験，権威のある人の意見をもとにして行う方法が，従来の医療における問題の解決法でした．もちろん看護も同様で，「末梢から中枢に拭くと循環がよくなる」などという「根拠」は，解剖学的知見をもとにした推論といえるでしょう．

それでは，現在いわれているEBPとはどのような方法なのでしょう．簡単にいうと，実証主義です．すなわち，実際に検証されたものに大きな価値をおくということです．具体的には，質の高い研究によって証明された方法を最善の方法として，医療実践に活かす方法です．

3 EBPの実際

基本的に，EBPは次の順序で進みます．
Step 1：疑問の定式化
Step 2：情報収集
Step 3：情報の批判的吟味
Step 4：情報の患者への適応

それでは，Stepごとにみていきましょう．

Step 1：疑問の定式化

EBPを行うためにはまず，問題をシンプルなかたちにする必要があ

ります．

　たとえば，「クーリングには意味があるのだろうか？」という疑問が浮かんだとします．しかし，疑問が浮かんだだけではなかなか次のステップには進めません．

　まずは，疑問に思っていることの対象となる患者はどんな患者かを考えてみましょう．脳神経外科の患者でしょうか？　肺炎の患者でしょうか？　あなたが疑問をもったそのときに目の前にいる患者によって，対象となる患者は異なります．

　対象となる患者を明確にすることが大切です．なぜなら，脳神経外科の患者に対するクーリングと，肺炎の患者に対するクーリングでは意味が異なってくることが予想されるからです．

　それでは，アウトカムはどうでしょう．「意味があるのだろうか？」だけでは，はっきりしません．何に対する「意味」なのでしょう．解熱作用でしょうか？　機能予後でしょうか？　この点をはっきりさせましょう．

　この，対象となる患者，介入，アウトカムがはっきりすると，次のStepである情報収集が行いやすくなります．もちろん，問題の種類によってはこの定式にうまく当てはまらないこともあります．

Step 2：情報収集

　次に，Step 1ではっきりとさせた問題について，解決に必要だと思われる情報を集めてみましょう．この情報収集の方法には，前述のように「権威のある人に聞く」などさまざまなものがありますが（利点・欠点は先に述べました），ここでは自分で文献を検索して調べてみましょう．

　教科書も問題の内容によっては使用できますが，それらは一般論であることが多く，内容も古いものであることが多いと思われます．

　雑誌の特集も手に入りやすく，わかりやすく書いてあるのですが，これが正しい内容かどうかは別の問題です．とくに雑誌では，自分で

元となる論文を確認せずに誰かから聞いた内容で記載したり，孫引き（引用している論文の引用）している文章が目立つのが実状です．結果として，論文を引用して，さも裏づけがあるようにみえても，原論文では言及していないことを記述していることは多々あります．

なぜそのようになるのかというと，これにはさまざまな原因がありますが，その1つに多くの看護系商業誌では，投稿された論文に対して専門家がその内容をチェックする「査読」という制度がないことが挙げられます．反対に，多くの学術雑誌では，その「査読」という制度があります．

そのため，できれば質の高い学術的な雑誌から情報を得ることをお勧めします．

論文は，ある研究についてオリジナルなデータを提供する一次論文と，それらをまとめて言及する二次論文に分けられます．

その分野についてあまり詳しくないのであれば，二次論文が読みやすいでしょう．つまり，総説（レビュー）やメタアナリシス（meta-analysis），ガイドラインとよばれるものがそれにあたります．

Advance ✈ 一歩進んだ知識

目の前の患者に適用できる論文検索を

論文検索にはさまざまな方法がありますが，近年ではインターネットから簡単に検索することができるようになりました．医学系論文のデータベースである「PubMed」は無料で利用することができますし，「医学中央雑誌」も多くの施設で利用可能だと思います．

しかし，レビュー（総説）はおおむね，「主な」対象（患者）について書かれているので，自分の目の前の患者に適用できるかどうかはわかりません．つまり，目の前にいる患者は慢性呼吸不全患者で，その患者に腹臥位は有効かを考えている場合に，急性呼吸不全患者に対する腹臥位の効果に関するレビューを読んで，実践に適用するのは不適切だということです．

Step 3：情報の批判的吟味

エビデンスのレベルが高い研究としては，ランダム化比較試験

(Randomized Controlled Trial：RCT）が挙げられます．このRCTとは，無作為（ランダム）に患者を介入群と対照群に分けて，介入の効果を検討するものです．

目の前にいる急性呼吸不全患者に腹臥位が効果的かを考えているのならば，同じような患者に対し無作為に腹臥位群と対照群に分けた研究があれば，高いエビデンスがあると推測されます．とくに，この種の論文が複数報告されていて，結果が同様であるのならば，かなり高いエビデンスがあると判断できるでしょう．

Step 4：情報の患者への適応

evidence-basedというと，RCTなどエビデンス・レベルの高い論文のみを基準にして医療を行うように誤って受け取られがちですが，決してそうではありません．最終的には，患者の好みや施設の状況を考えて介入方法を考える必要があります．

「VAPの予防に1日8回の口腔ケアが有効であるとされている」と仮定して考えてみます．これを忙しい病棟に適応したらどうなるでしょうか．VAPは減るけど，その他の問題，たとえば自己抜管は増えるかもしれません．

また，研究結果を臨床応用する際には，その研究内容を再度よく吟味する必要があります．心臓血管外科の患者で試された介入は，自分のユニットの患者層にも当てはめることができるでしょうか．

Advance ✈ 一歩進んだ知識

問題の種類とエビデンス
RCTのみがエビデンスではありません．問題の種類によってはRCTが倫理上不可能なものもありますし，行われたRCTが自分の患者にはあてはまらないかもしれません．

4 EBP実施における注意点

　上述の流れで問題の解決策を探っていきます．そして，導き出された解決策を実行したら，必ずその効果を評価するということが大切です．

　EBPに関しては，「看護はすべてエビデンスで解決できるわけではない」との批判もあります．これはもっともな意見です．看護のみならず，医学も含め，実践を基盤におく学問ではすべてをエビデンスで証明することはできないでしょうし，EBPの考え方が不適切なこともあるかもしれません．

　重要なことは，「EBPで解決できるものはEBPで解決する」という考え方だと思います．また，「個々の患者の違いという観点を失わないようにする」ということも重要です．さらに，軽視されがちな「経験」はその経験を分析し，集積すればエビデンスになりうるもので，重要な価値をもつものであることを強調したいと思います．

　さらに，もう1つ重要なことは，行おうとしている治療は患者の価値観に沿っているか，ということです．患者はそのような治療をしてこの後生活したくないかもしれません．患者の価値観や好みを無視して実践はできません．これらも含めて総合的に考えることが，EBPになります．

Summary　まとめ

- できる限り，研究など信頼性のあるソースにあたって判断すること．
- 研究論文を鵜呑みにして患者に当てはめないこと．最後は実践家の判断である．
- 論文の結果が自分の患者に当てはまるのかを必ず確認すること．
- 患者の価値観や嗜好にも当てはまるのかを考えること．

第4章

クリティカルケア看護における
アセスメント

- 中枢神経系のアセスメント
- 循環動態のアセスメント
- 呼吸器系のアセスメント

第4章 クリティカルケア看護におけるアセスメント

1 ●中枢神経系のアセスメント
意識レベルの見方

Objectives
本項の目的
- 意識レベルを表すスケールを2つ列挙できる.
- 意識レベルを表すスケールの利点・欠点を説明することができる.

1 スケールは患者の状態を正確に反映しているとは限らない

　意識レベルの判定というと, ジャパン・コーマ・スケール(Japan Coma Scale：JCS, 表1)やグラスゴー・コーマ・スケール(Glasgow Coma Scale：GCS, 表2)といったスケールがよく使用されます.

　しかし, ICUで意識障害のある患者をみるとき, このJCSやGCSに当てはめるだけで, 意識レベルを把握できたことになるのでしょうか.

　たとえば, 患者が痛み刺激に対して顔をしかめたとしましょう. これは, JCS 200(痛み刺激で少し手足を動かしたり, 顔をしかめる)にあたりますが, かといって「JCS 200」と記録されていても, 実際に観察したスタッフ以外は, 患者が手足を動かしたのか, 顔をしかめたのかを判別することは不可能です.

　それよりは, 「痛み刺激を与えたところ, 顔をしかめた」と記録したほうが, 患者の状況がイメージしやすいと思います. つまり, 後者のほうが, 長い描写ではあるものの, 患者をより詳しく, わかりやすく表現しているといえます.

　スケールは簡略化されており, おおまかに患者の状態をとらえる際に便利だということに異論はありません. しかし, JCSやGCSはあく

表1 ジャパン・コーマ・スケール（JCS）

Ⅲ．刺激しても覚醒しない	
300	まったく動かない
200	手足を少し動かしたり顔をしかめたりする（除脳硬直を含む）
100	はらいのける動作をする
Ⅱ．刺激すると覚醒する	
30	痛み刺激でかろうじて開眼する
20	大きな声，または身体をゆさぶることにより開眼する
10	よびかけで容易に開眼する
Ⅰ．覚醒している	
3	名前，生年月日がいえない
2	見当識障害あり
1	だいたい意識清明だが，今ひとつはっきりしない

[付] R：不穏，I：糞尿失禁，A：自発性喪失
[例] 30-R，3-I，3-A，など

表2 グラスゴー・コーマ・スケール（GCS）

開眼（E）	点数
自発的に	4
よびかけにより	3
痛みにより	2
開眼せず	1
発語（V）	
見当識あり	5
混乱した会話	4
混乱した単語のみ	3
理解不明の音声のみ	2
なし	1
運動（M）	
命令に従う	6
疼痛刺激をはらいのける	5
逃避	4
異常屈曲	3
異常伸展	2
なし	1

　までもわかりやすく，手早く状態を伝えるためのスケールであって，患者の状態を細やかに表すには不向きだったりします．

　そのため，クリティカルケアに携わる看護師は，スケールのみで意識レベルのアセスメントを行ってはいけません．いったん患者がICUに入ってからは，詳細な——すなわち，ベッドサイドでずっと見守っている者にしかわからない，入念な——観察が必要であり，また，その情報を正確に記載する必要があります．

　クリティカルケア領域の看護師は，ベッドサイドで患者の微細な変化をとらえることができることに，大きな価値があります．そのため，患者の変化に敏感でなければなりませんし，変化の内容を誤解や漏れなく，正確に伝えられるようでなければならないのです．

Advance ✈ 一歩進んだ知識

GCSによる正確な情報伝達

　患者の胸骨に痛み刺激を加えたところ，右手ははらいのけるような動作が，左手は伸展する動きがみられました．これをGCSで示すとどうなるでしょうか．

　GCSはベストな反応で記録するので，この患者の運動機能はM5（疼痛刺激をはらいのける）となります．しかし，これでは左手の伸展がみられたことがわかりません．情報を正確に伝えるためには，左手が伸展したことも記録する必要があります．

　このように，GCSのM（運動機能）は四肢で異なる動きをみせることがあるため，Mだけは別に記載するという方法もあります．

　具体的には，「右上肢4，左上肢5，右下肢4，左下肢5」のようにMだけを取り出し，詳しく記載する方法です．これはとくに従命がとれない（指示動作が不可能）患者の意識レベルを記録するときに有用です．麻痺がある場合，もしくは出現することが考えられる場合は，四肢それぞれの刺激に対する反応をみる必要があります．

Clinical Tips 💡 臨床の要点とコツ

患者の反応を見分けるコツ

　痛み刺激としては，胸骨への圧迫がよく行われます．このとき，患者に胸のほうに手をもってくる反応がみられたとします．これは，「はらいのけ動作」なのでしょうか？　それとも「異常屈曲」なのでしょうか？

　胸骨の圧迫では，はらいのけ動作と異常屈曲の判別がつきにくいことがあります．典型的には，異常屈曲では手首の屈曲がみられますが，はっきりしないこともあります．

　このような場合は，腸骨稜を強く圧迫してみてください．それに対して，患者が手を圧迫側にもってくるかどうかをみることにより，はらいのけ動作と異常屈曲を鑑別することができます．

　同じようなことで，従命反応をみるための離握手のときも注意が必要です．看護師が「手を握ってください」と声かけし，患者が差し伸べた看護師の手を握ったとしても，患者は触れたものを反射的に握っただけかもしれず，看護師の声かけに反応したものかどうかはわかりません．

　このようなときは「手を離してください」と，改めて声かけしてみてください．手を離すときは意識的にしかできませんから，従命反応を正しく把握することができます．

2 「気がする系」情報を記録する

　「今まで右手をよく使っていたけど，左手を使う頻度が増えている気がする」「言い間違いが朝よりも増えている気がする」．このような情報を，私は「気がする系」とよんでいますが，このような情報は非常に重要で，おおいに活かしていくべきではないでしょうか．

　長年経験を積んできた看護師の「気がする系」の気づきは，侮れないものです．私の経験からいえば，患者の変化を詳細にモニタリング（観察）することに関しては，医師も"できる看護師"に頼っているように思えます．

　ところで，このような「気がする系」の情報を記録するかどうかは，賛否が分かれるところです．なかには，客観的な情報のみ記載すべきだという意見もありますが，私はこの「気がする系」の情報も記録すべきだと考えています．

　その場合，記録としての正確さを保つためには，「絶対にそうなのか」あるいは「観察者の印象なのか」という点をはっきりさせることが大切です．たとえば，「毛布をつかむときに，左手を使用する頻度が以前にくらべて減少している印象がある」といった具合です．

　患者の微細な変化をより正しく他者に伝えるためにも，正確な記述を心がける必要があります．

Summary　まとめ

- スケールは迅速におおまかな情報を測りやすいが，細かな情報は把握しにくい．
- 意識レベルの評価はスケールのみに限らず，詳細に記録する．
- 記録では，主観的な情報と客観的な情報の区別をはっきりさせる．

Quiz ❓ 応用問題に挑戦

1. 意識レベルの確認に使用されるスケールを2つ挙げなさい.

2. 次の患者の意識レベルをJCSで判定しなさい.
   胸骨への痛み刺激を与えると, 右手を胸部あたりまでもってくる. 右手首は屈曲していない. 開眼はしない. 右下肢は膝関節を屈曲させる.

3. 次の患者の意識レベルをJCSで判定しなさい.
   胸骨への痛み刺激を与えると, 右手を胸部あたりまでもってくる. 右手首は屈曲している. 開眼はしない. 下肢は伸展する.

4. 次の患者の意識レベルをGCSで判定しなさい.
   胸骨への痛み刺激を与えると軽く開眼し, 右手を胸部あたりまでもってくる. 右手首は屈曲していない. 「うー」とうなっている. 左半身は動かさない.

5. 次の患者の意識レベルをGCSで判定しなさい.
   胸骨への痛み刺激を与えても開眼しない. 両下肢は伸展, 右上肢は屈曲, 手首も屈曲, 左上肢は伸展, 前腕は回内している. 気管挿管されている.

6. 意識レベルを示すスケールのデメリットはどのようなものがあるか.

解答・解説はp.264

第4章 クリティカルケア看護におけるアセスメント

2 ●中枢神経系のアセスメント
麻痺の見方

Objectives
本項の目的
- 運動を行うための経路に関して，おおまかに説明できる．
- 麻痺をみるときには，どこが障害されているのかを考えながらみなければならないことがわかる．
- 患者の意識がない場合の麻痺の評価に関して，説明することができる．

1 麻痺が起こるしくみ

まずはじめに，麻痺はどのようにして起こるのかを復習しましょう．ここでは，運動麻痺について考えます．

随意的に身体を動かす場合，手足への運動命令は**図1**の経路で伝えられます．

①大脳皮質から始まる上位ニューロン
　　↓
②脊髄前角細胞（脳神経の運動核の場合もある）から骨格筋へつながる下位ニューロン
　　↓
③骨格筋

このほかにも運動を「調節する」経路があり，これには小脳や大脳基底核が関与していますが，ここではそういった調節は扱わないことにします．

運動麻痺では主に上位ニューロン，下位ニューロン，骨格筋のどこかが障害されています．クリティカルケアにおいてとくに重要なのは，上位ニューロンの障害です．この上位ニューロンは錐体路ともよばれ

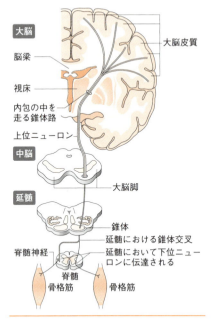

図1　運動神経の経路
ほとんどの上位ニューロン（100%ではない）は，延髄円錐体交叉で交叉し，反対側を支配する．

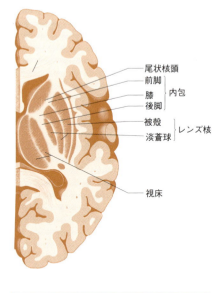

図2　大脳半球の内部構造（水平断，右半球のみ）
内包と被殻が近いことに注意が必要．視床は脳室に近く，出血すると容易に穿破し，水頭症を起こす．

るため，錐体路の障害と言い換えることもできます．

　図1にあるように，上位ニューロンは大脳皮質から内包とよばれる部位を通り，延髄における錐体交叉で交叉し，脊髄まで下降します．延髄における錐体交叉で交叉するため，病変とは逆側に麻痺が生じることが多いです．この経路のどの部位が障害されても麻痺が生じるのですが，重要な部位としては内包があります．

　なぜ重要かというと，上位ニューロンは共通して内包（正確には内包後脚）を通ります．そして，内包の近くには被殻という脳出血の好発部位があるのです（**図2**）．内包は片側の上位ニューロンが束になって通っており，被殻出血で内包が障害されるとすべてが障害されてしまい，片麻痺が生じます．

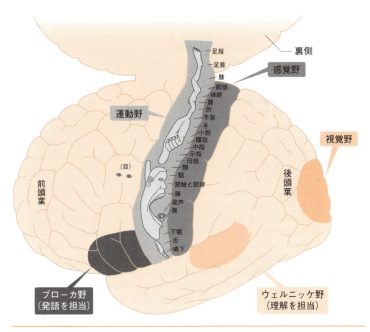

図3 運動中枢
前頭葉の後方に位置する．顔や上肢は外側に，下肢は内側に中枢が存在する．

　ところで，運動指令を出す源は大脳皮質にあります．どの部分がどの部分に指令を出すのかはおおまかに決まっています（**図3**）．運動は前頭葉のなかでも，最も後ろにあたる部分が中枢になります．この部分のなかでも場所によって，手だったり，足だったりと担当が決まっています．

　大脳皮質下で出血が起こることがありますが，大脳皮質ではそれぞれの部位で運動の担当が決まっているため，出血が起こっても部分的な麻痺かあるいは麻痺が生じないことがほとんどです．

2 麻痺の確認法にもひと工夫が必要

　病態や患者の状態によっては，次に起こることを予想して，一部の麻痺を意識的に観察することも必要です．ここでは，クモ膜下出血後

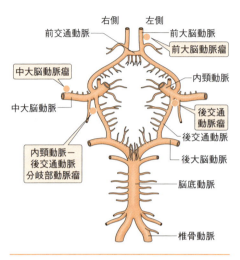

図4　ウィリス動脈輪と脳動脈瘤の好発部位

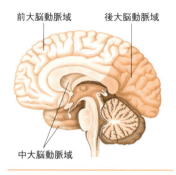

図5　大脳内側面の血流分布域
図3とあわせてみると，下肢の運動中枢は前大脳動脈が支配している領域に起こることがわかる．また，上肢は主に中大脳動脈が支配している．

を例にして考えてみましょう．

　クモ膜下出血は，発症から4日後くらいから脳血管攣縮のリスクが高くなります．脳血管攣縮は，発症から数時間であれば治療が可能ですが，時間が経ってしまうと脳梗塞が起こってしまい，治療は不可能になります．重要な私たちの役目は，脳血管攣縮の出現をいち早く見つけることです．

　エビデンスはなく，私の経験上の話で恐縮ですが，脳動脈瘤（つまり破裂部位）と脳血管攣縮を起こす血管は近いことが多い気がします（**図4**）．そのため，前大脳動脈や前交通動脈での動脈瘤破裂の場合は，下肢の動きをとくに注意して観察します．なぜ下肢かというと，前大脳動脈は下肢を動かす中枢を栄養しているからです（**図5**）．

　それでは，同じ考え方で，中大脳動脈の脳血管攣縮を早期発見しようとする場合を考えてみましょう．中大脳動脈の場合，栄養している場所から考えて，上肢の動きを観察することになります（**図5**）．同時に，左右2つの中大脳動脈に攣縮が出現することはあまりないでしょうから，今度は上肢の左右差を観察することになります．

ここでのポイントは，最大限の力が出せるかを確かめるよりも，上肢の左右差を中心に観察すればよいということです．できる限り刺激を少なくして観察したい場合（破裂動脈瘤に対し，治療していない場合），このように刺激を少なくし，かつ観察は行えるように工夫することが，看護師として重要なことです．

Clinical Tips 臨床の要点とコツ

患者の安楽を考慮した麻痺の確認

クモ膜下出血後の患者は意識がある場合が多く，できる限り安楽に過ごしてほしいのですが，脳血管攣縮を早期に発見するための意識レベルと麻痺の確認は行わないわけにはいきません．患者を眠らせてあげたい気持ちもわかりますが，眠らせて一生続く後遺症の徴候を見逃すわけにはいかないのです．

このような場合，本文中にあるように，脳血管攣縮が起こりそうな部位に集中して麻痺の確認を行い，あとは必要なポイントのみを行う，という方法もあります．

3 MMTで十分？

クリティカルケア領域における麻痺のアセスメントはリハビリテーションの評価のためというよりも，新たな病変（たとえばクモ膜下出血後の血管攣縮）の出現や，病変の悪化（脳出血での血腫増大）を早期に発見するうえで非常に重要です．

とくに，クモ膜下出血に伴う脳血管攣縮が頻繁に起こる時期には，麻痺が脳血管攣縮発生の手がかりになることが多く，それを早期に発見すれば治療できる可能性があるので，この時期は頻繁に麻痺の評価を行うことが大切だといえます．

しかし実際のところ，麻痺の程度を記述するのはなかなか困難です．対象となる患者は往々にして意識レベルが低下しているため，複雑な指示を出して検査することも難しいです．

このような状況で麻痺の程度を測定する場合は，私の知る限り，徒手筋力テスト（manual muscle testing：MMT，**表1**）を用いること

表1　徒手筋力テスト（MMT）

5	(5/5)正常	強い抵抗を加えても，完全に運動できる． 上肢・下肢：挙上可能
4	(4/5)	重力以上の抵抗を加えても肘関節あるいは膝関節の運動を起こすことができる． 上肢：挙上できるが弱い 下肢：膝立て可能・下腿を挙上できる
3	(3/5)	重力に拮抗して肘関節あるいは膝関節の運動を起こすことができる． 上肢：ようやく挙上可能，保持は困難 下肢：膝立て可能・下腿の挙上は困難
2	(2/5)	重力を除外すれば，可動域で運動できる． 上肢・下肢：挙上できない（ベッド上で水平運動のみ）
1	(1/5)	筋収縮はみられるが，肘関節あるいは膝関節の動きがみられない． 上肢・下肢：筋収縮のみ
0	(0/5)	筋収縮もみられない（完全麻痺）．

が多いようです．しかし，この検査はリハビリテーションのアセスメント用に作成されたものなので，クリティカルケア領域で使用するには少し難があります．

たとえば，「抵抗に抗する」かどうかをみる場合も，検者が与える力や主観に頼っているため，その信頼性に多少の疑問符がつくのです．

Clinical Tips　臨床の要点とコツ

眠っている患者の麻痺の観察方法

麻痺は，患者に話しかけて動作をしないと見つけられないわけではありません．ずっとベッドサイドで患者をみている看護師であれば，左右の下肢を無意識的に動かしている様子や，はがれた毛布をつかもうとする動作に注目することができるでしょう．

患者が眠っていて，「わざわざ起こすのも」と思うときには，少し毛布をはがしてみて，それをどうするかをみるということも，立派な観察になります．ほかには，足底を軽くすぐってみるという方法もあります．

4　有用な麻痺のスケール

ここで紹介したいのが，脳卒中急性期における重症度の指標として開発されたNIHSS（National Institute of Health Stroke Scale）の運動麻痺スケール部分です（**表2**）．

表2　NIHSS（運動麻痺スケール部分のみ）

上肢の運動（右） *仰臥位のときは45°右上肢	□0：90°*を10秒保持可能（下垂なし） □1：90°*を保持できるが，10秒以内に下垂 □2：90°*の挙上または保持ができない □3：重力に抗して動かない □4：まったく動きがみられない
上肢の運動（左） *仰臥位のときは45°左上肢	□0：90°*を10秒保持可能（下垂なし） □1：90°*を保持できるが，10秒以内に下垂 □2：90°*の挙上または保持ができない □3：重力に抗して動かない □4：まったく動きがみられない
下肢の運動（右）	□0：30°を5秒間保持できる（下垂なし） □1：30°を保持できるが，5秒以内に下垂 □2：重力に抗して動きがみられる □3：重力に抗して動かない □4：まったく動きがみられない
下肢の運動（左）	□0：30°を5秒間保持できる（下垂なし） □1：30°を保持できるが，5秒以内に下垂 □2：重力に抗して動きがみられる □3：重力に抗して動かない □4：まったく動きがみられない

　これは，抵抗を加えずに，上肢あるいは下肢の挙上を何秒保持できるかをみるもので，検者の主観を排して脳卒中患者の麻痺をみるには適しているといえます．

　一方，意識がない患者の場合は，腕落下試験や膝立て試験で確認することができます．さらに，バビンスキー反射も簡便にみることができます．これは錐体路の障害，つまり運動神経の障害を示します．

Clinical Tips　臨床の要点とコツ

腕落下試験と膝立て試験

腕落下試験：患者の腕を顔の上に持ち上げ，手を離すというものです．麻痺があれば，腕はそのまま顔面に落下しますが，麻痺がない場合は，顔を避けるようにして落ちます．

膝立て試験：患者の膝を立てて，手を離します．麻痺があれば，下肢は膝を立てたまま側方に倒れますが，麻痺がない場合は，そのままの姿勢を保つか，ゆっくりと膝が伸びていくので判別できます．

Summary 📖 まとめ

- 障害されている場所を考えながら，麻痺の観察を行うとよい．
- 麻痺の評価で，NIHSSの運動麻痺スケール部分は有用である．
- 意識がない患者の麻痺の評価には，腕落下試験や膝立て試験が有用である．

Quiz❓ 応用問題に挑戦

1. 脳出血の好発部位であり，上位運動ニューロンが共通して通過する部位はどこか．

2. 脳出血や脳梗塞では，なぜ障害部位と反対側が麻痺するのか．

3. 以下の記述のうち，適切なものに○，不適切なものに×を入れなさい．
    ( ) a. 大脳皮質の出血では，麻痺はあっても局所的であることが多い．
    ( ) b. 除脳硬直の患者では，MMT5と判定する．
    ( ) c. 前大脳動脈の障害が予想される場合，とくに下肢の麻痺に注意する．
    ( ) d. 中大脳動脈の障害では，上肢の麻痺が起こることが予想できる．

解答・解説はp.264

第4章 クリティカルケア看護におけるアセスメント

3 ●中枢神経系のアセスメント
脳神経のアセスメント

Objectives 本項の目的
- 脳神経と末梢神経の違いを述べることができる.
- Ⅰ～Ⅻの脳神経の名称,部位,はたらきを調べることができる.
- 脳神経のアセスメント法を説明することができる.
- 対光反射の機序を説明することができる.

1 脳神経を詳しくみることで,障害の部位や進展が評価できる

　脳神経は,ほかの神経とは異なる特徴をもっています.すなわち,ほかの神経は脳から脊髄を通るのに対し,脳神経は脳から直接出ています(**図1**).そのため,脳神経のアセスメントを行うことは,脳の局所の障害を発見し,その推移をアセスメントするのに役立ちます.

　たとえば,意識を保っている脳幹梗塞の患者で局所の脳神経障害を見つけることができれば,その周囲の脳神経を注意してアセスメントすることで障害の進展状況を知ることができます.医師は業務の性格上,こまめに患者の推移を追えないので,この細かな,それでいて重要な患者の変化をとらえる役目は看護師が担っているといえます.

　脳神経はⅠ～Ⅻまであり,その順序どおりに並んでいます.**表1**に各脳神経の名称と核の存在部位,主なはたらきを示しました.

　脳神経のうち,動眼神経(Ⅲ),滑車神経(Ⅳ),外転神経(Ⅵ)の状態は,眼球運動を検査することで一度に調べることができます.この検査をEOM(external ocular movement)といいます.具体的には,**図2**のような順でペンの先を眼で追ってもらいます.この検査では,特定の眼球の向きで生じる眼振も調べることができます.

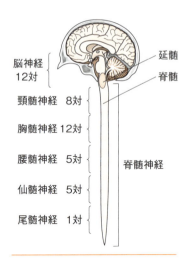

図1 末梢神経系
脳神経は脳から直接出ており，特殊である．その異常を知ることにより，脳の異常を発見することができる．

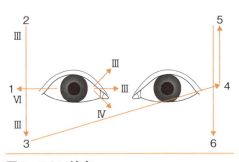

図2　EOM検査

表1　脳神経のしくみ

番号	名称	核の部位	主なはたらき
Ⅰ	嗅神経	脳幹以外	嗅覚
Ⅱ	視神経		視覚
Ⅲ	動眼神経	中脳	瞳孔反射
Ⅳ	滑車神経		内下方注視
Ⅴ	三叉神経	橋	顔面感覚
Ⅵ	外転神経		外方注視
Ⅶ	顔面神経		顔面筋
Ⅷ	内耳神経		聴覚
Ⅸ	舌咽神経	延髄	咽頭の運動/感覚
Ⅹ	迷走神経		
Ⅺ	副神経		胸鎖乳突筋
Ⅻ	舌下神経		舌運動

2 瞳孔から得られる所見

　　瞳孔からはさまざまな所見が得られますが，それらから何がわかるのでしょうか．解剖学・病態生理学的な視点から見直してみましょう．

1. 縮瞳, 散瞳

瞳孔に光を当てると縮瞳しますが（対光反射）, 縮瞳させる神経は動眼神経で, 脳神経の1つです. 視神経で光を感知し, 動眼神経核を経て動眼神経に"縮瞳させよ"という指令が伝わります（**図3**）. この動眼神経核は中脳に存在します. 動眼神経は副交感神経の1つです.

散瞳は交感神経によって支配されています. 交感神経の経路はやや複雑で, 一度脊髄を下行し, 第1胸髄神経から出て上行し, 瞳孔に向かいます.

肺尖部のがんや外傷などにより交感神経を損傷すると縮瞳を呈することがありますが（ホルネル症候群）, これは散瞳させるはたらきのある交感神経が損傷され, 散瞳できなくなることが原因です.

瞳孔径は交感神経と動眼神経のバランスによって成り立っているので, どちらかが障害されると散瞳, 縮瞳を起こします.

たとえば, メタンフェタミン塩酸塩（覚醒剤）は強力な交感神経刺激薬です. この作用により, 瞳孔は散瞳し, 使用者は強烈なまぶしさを感じます（そのため, メタンフェタミン塩酸塩使用者はサングラスをしている人が多い）.

脳出血の部位でも散瞳, 縮瞳します. たとえば橋出血では, 橋は中脳よりも下部にあるので交感神経のみが障害され, 縮瞳します（"pinpoint pupils"とよばれます）.

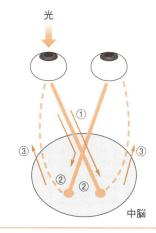

図3 対光反射のしくみ
破線は動眼神経, 色丸は動眼神経核, 実線は視神経を指す. 光刺激は視神経を経て（①）両側の動眼神経核に到達し（②）, 両側の動眼神経へ刺激を送り縮瞳させる（③）.

Advance ✈ 一歩進んだ知識

対光反射の特徴

　対光反射では，視神経は両側の動眼神経核に"縮瞳させよ"という指令を伝達します（**図3参照**）．このため，光を当てていないほうの瞳孔も縮瞳します．これを間接対光反射といいます．

　対光反射は視神経の障害においても，動眼神経の障害においてもみられなくなります．そのため，顔面外傷などのときにはこの2つを鑑別する必要があります．

　視神経の障害であれば，間接・直接対光反射が両方とも消失します．しかし，動眼神経の障害であれば，間接対光反射は消失しません．

2．瞳孔不同

　動眼神経の障害で最も重要なのは脳ヘルニアです．脳ヘルニアにもいくつかの型が存在するのですが，ここではテント切痕ヘルニアについて述べます（**図4**）．

　脳圧が上昇するとテント切痕とよばれる穴から脳が降りてくるのですが，それが後大脳動脈を介して動眼神経を圧迫し，散瞳させます．

　片側のみで起こるので，左右の瞳孔径が違う，という状態になります．これを「瞳孔不同（anisocoria）」といいます．この瞳孔不同は短時間でもとに戻ったりすることもありますが，大変危険な状態です．

　脳ヘルニア以外では，内頸動脈後交通動脈分岐部（IC-PC）動脈瘤のときに瞳孔不同がみられることがあります．

*

　最後に，1つ覚えておいてほしいことがあります．動眼神経は縮瞳させるだけでなく，目を動かす役割，上眼瞼を挙上させる役割も担っています．

　そのため，意識がある患者の場合はいきなり瞳孔を観察するのではなく，先に眼瞼や目の動きに注意する——これは表情をみるということです——ことが大切です．

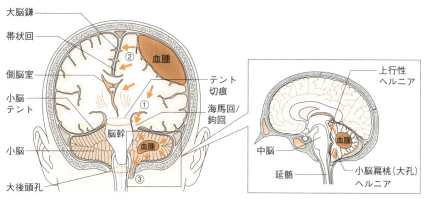

① テント切痕ヘルニア
テント切痕部から大脳の一部がテント下腔に向かって嵌入．最もよくみられる．

② 大脳鎌ヘルニア
血腫により大脳鎌下縁より患側大脳の一部が嵌入．

③ 小脳扁桃（大孔）ヘルニア
後頭蓋窩病変で起こりやすい．

図4 脳ヘルニアの分類

深谷春介：脳ヘルニア．脳神経疾患ビジュアルブック（落合慈之監修，森田明夫・吉澤利弘編集），p.80，学研メディカル秀潤社，2009より引用

Clinical Tips 臨床の要点とコツ

瞳孔不同＝脳ヘルニア？

時々，脳ヘルニアを起こしているとは考えにくい患者で「瞳孔不同がある」ということが申し送りなどで報告されます．

脳ヘルニアによって起こる瞳孔不同は散瞳側の動眼神経が麻痺しているので，原理的に対光反射は消失するはずです．まずは，対光反射を確かめてみましょう．"瞳孔不同＝脳ヘルニア"ではありません．

Summary まとめ

- 脳神経は脳から直接出ている神経である．
- 脳神経のアセスメントは，脳の局所障害の発見，その推移のアセスメントに有用である．
- 眼球の動きをみることにより，多くの脳神経の検査ができる．
- 脳ヘルニア発見のために，瞳孔の観察は重要である．

Quiz ❓ 応用問題に挑戦

1. 脳神経と脊髄神経の違いに関して適切なものはどれか．
   a. 両者とも脊髄を通り，末梢に向かう．
   b. 脳神経は脳に直接出入りする．
   c. 動眼神経は脊髄神経の1つである．
   d. 脳神経には感覚神経も含まれる．

2. 意識障害のある患者の対光反射を評価し，以下の所見が得られた．この所見をもとに次の質問に答えなさい．

   - 左眼に光を当てると，右の瞳孔は収縮しない．
   - 右眼に光を当てると，左の瞳孔は収縮する．
   - 右眼に光を当てると，右の瞳孔は収縮する．
   - 左眼に光を当てると，左の瞳孔は収縮しない．

   ① 評価として適切なものを選びなさい．

   　　a. 右―直接対光反射あり，左―直接対光反射消失
   　　b. 右―直接対光反射消失，左―直接対光反射あり
   　　c. 右―間接対光反射なし，左―間接対光反射あり
   　　d. 右―間接対光反射あり，左―間接対光反射なし

   ② どの部位の障害が考えられるか．適切なものを選びなさい．

   　　a. 右の視神経
   　　b. 左の視神経
   　　c. 右の動眼神経
   　　d. 左の動眼神経

解答・解説はp.264

第4章 クリティカルケア看護におけるアセスメント

1 循環動態の理解
● 循環動態のアセスメント

Objectives
本項の目的
- 血圧を決める因子を3つ挙げることができる.
- 心拍出量を決める因子を4つ挙げることができる.

1 循環の役割

　循環の役割は,酸素や栄養素を含んだ血液を各臓器や末梢組織まで届けることにあります.循環が滞ると組織の酸素供給などが阻害され,生体に大きな侵襲を与えます.細胞では酸素や栄養が足りなくなり,通常のエネルギー産生ができなくなります.このような状態が続くと,腎臓や肝臓,脳などの重要な臓器の障害が起こってきます.

　私たちは循環,つまり血流がどのくらい順調に流れているのかを知りたいのですが,川の流れと違い,血流は実際に目にみえるわけではありません.

　そこで,指標を用いて血流を理解しようとします.よく使われる指標として,圧力が挙げられます.血管の壁にあたる圧力が高ければ,血液がたくさん流れていると"便宜上"考えることができます.そして,動脈内での圧力のことを「血圧」とよんでいます.

　私たちは血圧について"低い""高い"と話をしますが,知りたいのは,実は「血圧」それ自体というよりは,血流がうまく流れているのかということだったりするのです.血圧はそれを推測する1つの手がかりということです.通常はこの圧力をみて,血流がどのくらい順調に流れ

ているのかを考えます．圧が高ければ，たくさん流れており，圧が低ければ少ししか流れていないと"とりあえず"考えるのです．

Advance ✈ 一歩進んだ知識

圧と量の関係

　医療の世界では，量を知りたいのだけど，それが難しいから圧を測定するという例はたくさんあります．より正確に理解するために，圧と量の関係を少し知っておく必要があります．

　たとえば，ある容器（たとえば心室）に入っている血液の量を，圧を用いて測定してみることを想像しましょう．単純に考えると，容器にたくさん血液が入っていると容器内の圧力は高まります．しかし，伸び・縮みするような容器（ここでは心室）に血液が入っている場合，どのくらい圧が上がるかは容器の伸びやすさによって変わります．

　ある容器に液体が20mL充満しており，その中の圧力は30mmHgだったとします．そして，もう1つ容器があり，こちらも液体が20mL入っているのですが，圧力は20mmHgだったとします．この2つの圧力の差はなんなのでしょうか．

　この圧力の差は，後者の容器が伸びやすいことから生じています．硬い容器と柔らかい容器では，同じ液体を入れても圧力が違います．硬い容器では圧力は高くなり，柔らかい容器では圧力が低くなります．

　具体的な例で示してみましょう．たとえば心臓が求心性に肥大している場合，心臓は硬くなっています．その場合，健常な心臓と比較し，同じ圧でも心室に含まれる容量は少なくなります．心室内の血液の量を多くするには，より，圧が高くなるようにしなければならないということです．

2　血圧を決める因子

1. 血圧＝心拍出量×末梢血管抵抗である

循環を考えるうえで非常に重要な式として，以下の式があります．

　　血圧＝心拍出量×末梢血管抵抗

この関係は循環に特徴的なものではなく，電流と電圧と抵抗の関係を示したオームの法則でもそうですし，その他，「圧力」と「流量」と「抵抗」が存在するものであれば適用できます．それが循環に適用されると，

圧力が血圧，流量が心拍出量，抵抗が末梢血管抵抗となります．

この式に基づいて考えると，血圧というのは心拍出量と末梢血管抵抗の2つの変数で決まります．

心拍出量とは，心臓から1分あたりに拍出される血液の量で，"cardiac output: CO"といわれます．ちなみに，心拍出量は身体の大きさによって標準値が異なるので，身長・体重から求められる体表面積（body surface area：BSA）で割った心係数（cardiac index：CI）がよく使われます．

末梢血管抵抗とは，血管の抵抗のことです．"systemic vascular resistance: SVR"といわれます．末梢血管抵抗が高い状態というのは，イメージ的には，末梢の血管が収縮して，手が冷たくなっているような状態です．

血圧の低下とは，心拍出量が減少したか，末梢血管抵抗が低下したか，その両方が起こっているのか，のいずれかだということがわかります．血圧をみるときには，この2つの因子である心拍出量，末梢血管抵抗が頭に浮かんでいる必要があります．シンプルといえばシンプルですね．まずは2つの因子を考えればよいのです．

臨床では，COとかCI，SVRなど略語で呼ばれるので，略語も覚えておいてください．

2. 心拍出量と末梢血管抵抗の関係

次に，心拍出量と末梢血管抵抗の関係性を図をみながら理解していきましょう．**図1**は循環動態のしくみを表したものです．心臓はポンプにあたり，動脈の圧はつまり血圧です．この図で，どのようにすると血圧が上がるのかを考えてみましょう．

まず，ポンプから出る血液の量（心拍出量）を増やすことが考えられます．また，血管の抵抗を上げることも考えられます．

ホースを使って水をまくとき，ホースの先端をつまむと，ホース内の圧力が上昇して遠くまで水を飛ばせるようになりますね（**図2**）．そ

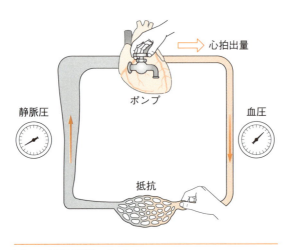

図1　循環動態のしくみ

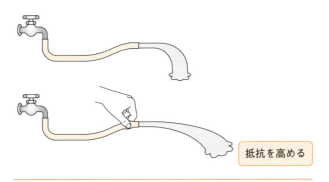

図2　"抵抗"の意味

れと同じで，抵抗が高くなると圧力も高くなります．**図1**では抵抗のあたりを指でつまんでいますが，このようなイメージです．つまり，血圧は"ポンプからの流量"と"血管の抵抗"によって決まるのです．

　ちなみに，"抵抗"を通り過ぎると，圧力は低下します．抵抗には圧を弱める作用があるのです．**図1**でいうと，動脈での圧は，抵抗を通ることで低下し，静脈内の圧となります．臨床的には，このポンプ（心臓）に返ってくる前の圧は，中心静脈圧（central venous pressure：

> Advance ✈ 一歩進んだ知識
>
> **厳密には「抵抗の前後の圧差」**
> 　血圧と心拍出量，末梢血管抵抗の関係は，「血圧＝心拍出量×末梢血管抵抗」と説明しました．
> 　これは，厳密にいうと少し違っています．正確には，「血圧」ではなく，「抵抗の前後の圧差」になります．図1でみたように，実は静脈にも圧力計がついています．「抵抗の前後の圧差」とは，「動脈内の圧」と「静脈内の圧」の差ということになります．
> 　動脈内の圧は血圧，静脈内の圧は中心静脈圧なので，「血圧－中心静脈圧」が正確な値になります．
> 　なお，臨床的には血圧と比較して中心静脈圧は非常に小さいので，無視して血圧だけで考えることがほとんどです．

CVP）として表されます．血圧は心臓から拍出された後の動脈での圧，中心静脈圧は戻ってきた静脈の圧と理解しましょう．

3. 心拍出量を決める因子

　血圧は，心拍出量と末梢血管抵抗で決まることがわかりました．それだけだと話は簡単なのですが，心拍出量はいくつかの要因に影響を受けます．
　いくつかの要因とは，心収縮力，心拍数，前負荷，後負荷です．ここでは，入門編として理解しやすいように，後負荷はあえて無視して，心収縮力，心拍数，前負荷の3つの因子のみで考えたいと思います（**図3**）．

a. 心収縮力
　心臓の収縮力は考えやすいですね．ポンプの力が弱まれば，心拍出量も減少します．

b. 心拍数
　次に，心拍数です．なぜ心拍数かというと，心拍出量は「1分間あた

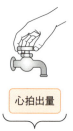

図3 心拍出量を決める因子

りに心臓から拍出される血液の量"を示しているからです．同じ心臓の収縮力があっても，1分間に数回しか収縮しないのであれば，1分間あたりの拍出量は減少してしまいます．

1回収縮したときに拍出される量は"一回心拍出量（stroke volume：SV）"とよばれます．SVは単純に心拍出量を心拍数で割れば導き出せます．つまり，

心拍出量（CO）÷心拍数（HR）＝一回心拍出量（SV）

です．式を入れ換えると，

SV×HR＝CO

でもあります．では，心拍数が多ければ多いほど，心拍出量は多くなるのでしょうか．

そんなことはありません．心臓は拡張期に血液を充満させないと，効率よく拍出できません．心拍数が多くなって拡張期に十分に時間がとれないと，心拍出量は減少します．つまり，徐脈でも頻脈でも心拍出量は減少します．

c. 前負荷

前負荷は，大雑把にいうと「循環血液量」です．流れ込む液体がなければ，ポンプは空回りするだけです．

心臓が拍出し，血流を生み出すには，心臓に血液が十分に流れ込む必要があります．一般的には，循環血液量が多ければ，心臓に流れ込む血液も多いと考えます．

4. 循環血液量と心拍出量

循環血液量には重要なはたらきがありますが，その前に心筋の特徴を知る必要があります．それは，心筋は伸ばされれば伸ばされただけ強く収縮するという性質です．これはバネに似ています．バネはたくさん引っ張ると強く収縮します．

循環血液量が多いということは，すなわち，拡張期に心室に入る血液が多いことを示しています．たくさんの血液が心室に入れば，心室はより拡張されます．そして，収縮力が増加し，一回心拍出量を増加させます．

図4をみてみましょう．風船を蛇口につけて，水を入れます．そこで蛇口から風船をはずすと風船の中の水がどばっと溢れ出ます．

これを，ちょっとだけ膨らませた場合と，たくさん膨らませた場合で比較してみましょう．たくさん水が溢れ出るのは，たくさん水を入れた風船です．たくさん溢れ出るのは，水がたくさんあるから，とい

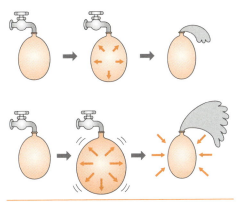

図4　液体の量と収縮力の関係

うことと，たくさん水を入れた結果，風船の収縮力が増加するからです．

これと同じことが心臓にもいえます．心臓の拡張期に血液が流れ込むイメージですね．

これらをもう少し整理しましょう．心臓に入ってくる血液の量とは，心室の拡張期の最後に入っている血液の量です．先ほどの風船のたとえでいうと，蛇口から風船をはずす直前の風船の中の液体の量です．

心拍出量を生み出すのに重要なのは左心室です．そして，最も拡張された状態の心室内の血液量を「左室拡張末期容量（left ventricle end-diastolic volume: LVEDV）」とよびます．

ここで，上述の状態を専門的にいうと「左室拡張末期容量が増加することによって，一回心拍出量は増加する」ということになります．これをグラフで表現したのがFrank-Starling（フランク−スターリング）曲線です（**図5**）．

循環血液量を増加させる，つまり，左室拡張末期容量を増加させることによって，心拍出量は増加します．しかし，ある時点を超えるとあまり増加しなくなります．これはバネと同じで，あまり伸ばされると，一回心拍出量は増加しなくなります（バネが"ばか"になってしまうように）．これが心不全の状態です．

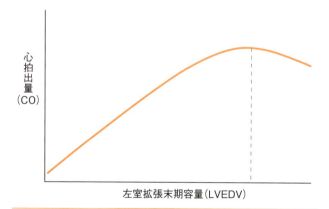

図5　Frank-Starling（フランク−スターリング）曲線
拡張期の心室に多くの血液が入れば入るほど心拍出量は多くなる．
しかし，ある時点を超えると心拍出量は減少する．

Summary 📖 まとめ

- 「血圧＝心拍出量×末梢血管抵抗」である．
- 心拍出量は，心収縮力，心拍数，前負荷（循環血液量），後負荷によって決まる．
- まとめると，血圧は，心拍出量，末梢血管抵抗，心収縮力，心拍数，前負荷，後負荷（≒末梢血管抵抗）で決まる．

Quiz ❓ 応用問題に挑戦

1. 患者の血圧が低下・上昇したときは，必ず（　　）あるいは（　　）に変化がある．（　　）にはそれぞれ何が入るか．

2. 心拍出量を決める因子には，（　　），（　　），（　　），後負荷がある．（　　）にはそれぞれ何が入るか．

3. 心拍出量とは，1回の収縮で駆出される血液の量である．○か×で答えなさい．

4. 左室拡張末期容量が増加すると，心拍出量は（上昇 or 低下）する．（　　）内の選択肢はどちらが正しいか．

解答・解説はp.265

第4章 クリティカルケア看護におけるアセスメント

●循環動態のアセスメント

2 循環動態のアセスメントの実際

Objectives
本項の目的

- 血圧を決める各因子の評価法を列挙できる.
- 血圧変動時,変動した原因を考えるうえで何を確認すればよいかを述べることができる.
- 循環動態のモニタリングに使用されるトランスデューサーの役割を述べることができる.
- 較正の必要性を述べることができる.
- なぜ平均血圧が重要なのかを述べることができる.
- A-lineの波形を観察する重要性を述べることができる.
- 代表的な昇圧薬(カテコラミン)の種類を列挙し,それぞれがどこに作用し,血圧を上昇させうるのかを説明することができる.

1 血圧を決める因子はどうやって調べるのか?

前項で示したように,血圧を決める因子は,まず,心拍出量と末梢血管抵抗でした.そして,心拍出量を決める因子は,心収縮力,心拍数,前負荷,(後負荷)でした(**図1**).

これらの因子を一つひとつ評価することによって,血圧の変化の原因を探ることができます.

実際の臨床でどのように各値を観察できるのか考えてみましょう.

1. 心収縮力

心収縮力は患者の年齢(高齢者ほど収縮力が落ちているリスクがあ

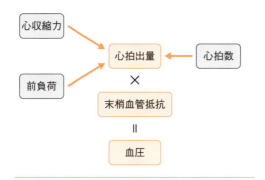

図1　血圧を決める因子

る）や心エコーの結果，心臓関連の疾患の既往などからあたりをつけることができます．

　心エコーは頻繁に行われることが多いので，わかりやすいと思います．心エコーで示される数値のなかでは，駆出率（ejection fraction：EF）という指標がよく使われます．EFとは"拡張期末期体積のうち，どれだけ駆出されたか"を示す値です．簡単にいうと，値が高ければ高いほど，心臓がより収縮していることになります．通常，左室の駆出率を測定するので，「左室駆出率（left ventricular ejection fraction：LVEF）」ともよばれることがあります．

　たとえば，拡張期末期左室体積が100mLで，一回心拍出量が60mLであれば，「60/100×100＝60％」となります．健康な人で60〜80％程度です．

　ただし，心エコーを行ってもEFを測定しているとは限らないので，担当の医師に心臓の収縮に関して聞いてみるとよいでしょう．

2. 心拍数

　心拍数はすぐにわかりますね．心電図で示される心拍数や，モニタリングされていなければ実際に脈拍を測定したり，パルスオキシメータでもわかります（ただし，後者2つは厳密には「脈拍数」です）．

3. 前負荷

前負荷をアセスメントすることは，つまり，循環血液量を評価することと同義です．これはなかなか大変です．その評価法にはさまざまなものがありますが，それぞれの方法の短所，長所を理解したうえで解釈することが重要です．

まず，心拍数，尿量は非常に重要です．これに関しては第5章「水と電解質のアセスメントと管理」を参照してください．

a. 中心静脈圧 (central venous pressure：CVP)

大静脈にカテーテルを挿入して圧を測定するものです．心室の拡張期には，中心静脈からみると弁がすべて開放しており，右室拡張末期容量 (right ventricular end-diastoric volume: RVEDV) を反映するとされています．つまり，理論上はよい前負荷の指標になります．

しかし，ここ最近の流れでは，CVPを循環血液量の評価として使用することに関しては懐疑的な評価も多くなっています．CVPを前負荷という場合は，中心静脈から血液が流入する右室の前負荷になります．つまり，「右室の拡張期にどのくらい右室に血液が存在するか」が前負荷となります．これがRVEDVであり，それを体表面積で割ったものが右室拡張末期容量係数 (right ventricular end-diastoric volume index：RVEDVI) になります．RVEDVIとCVPの関係をみたグラフを図2に示します．両者は思ったより相関関係がないことがわかると思います．このようなデータをもとに，CVPを測定しない施設もあります．

b. 肺動脈楔入圧 (pulmonary capillary wedge pressure：PCWP)

今までは，心臓は単一のモデルで表されてきましたが，心臓は右心と左心の2つに分かれています．簡単な図に描くと，図3のようになります．心臓が2つに分かれて，右心と左心の間に肺血管が存在することがわかります．この肺血管は末梢血管と同じように抵抗をもって

います（この抵抗を"肺血管抵抗"といいます）．

そのため，肺動脈圧（右心系から出たところの圧）は肺血管を通りながら低下します．肺動脈に入ったところでバルーンを膨らませ，左房からの圧を測定しているのが肺動脈楔入圧で，肺動脈カテーテル（Swan-Gantzカテーテル）で測定することができます．この肺動脈楔

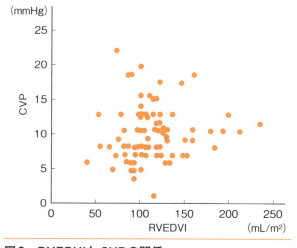

図2　RVEDVIとCVPの関係

Reuse C et al：Measurements of right ventricular volumes during fluid challenge. Chest 98（6）：1450-1454, 1990より引用

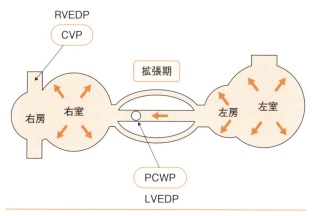

図3　心臓の右心と左心を示したモデル

入圧は左室拡張期圧を反映します．

　左室拡張期圧は左室の前負荷の指標になります．なぜなら，拡張期には左房と左室の間にある僧帽弁は開き，肺動脈から左房，左室までが1本につながるからです．

　左室拡張期圧が低ければ左室の前負荷が小さい，つまり，心拍出量が少なくなるというわけです．逆に左室拡張期圧が高すぎると，左室の前負荷が大きすぎて交通渋滞を起こし，肺水腫を引き起こすことになります．

　ちなみに，たとえば僧帽弁が狭窄している場合は，肺動脈楔入圧は不正確になります．

4. 末梢血管抵抗

　末梢血管抵抗は，通常のモニターで評価するのは困難です．しかし，四肢の温かさ，冷たさを感じることで，末梢血管抵抗が上昇しているのか，低下しているのかが，おおまかにわかることが多いと思います．

　末梢血管抵抗が上昇しているというのは，末梢の血管が収縮している（臨床では「締まっている」とよくいいます）ことを示し，逆に末梢血管抵抗が低下しているというのは，末梢の血管が拡張している（「開いている」といわれます）ことを示しています．

　触って温かいというのは，少なくとも末梢血管抵抗が上昇しているわけではないことを示していることが多いようです．

　患者の手や足を触って温かさを感じてみましょう．冷たいか，温かいか，くらいはわかるものです．たとえば，出血性ショックでは冷たい（末梢血管抵抗が上昇している）のですが，治療の進行とともに，温かさを取り戻していきます．これはモニタリングではあまり表現できないものですが，患者の状態を理解するうえでは，とても大切なことです．

2　血圧が変化したらどうアセスメントする？

血圧が変化したら，前述のどの因子（前負荷，心拍数など）が変化したのかを考えます．必ずどこかに異常がみられるはずです．一つひとつ，各因子はどうなっているのだろうか，と考えて評価を進めていきます．

しかし，すべての因子が「問題ナシ！」とか「問題アリ！」とはっきりわかるわけではありません．「問題がありそうな，なさそうな」という場合もよくあります．その場合は，その因子は後で考えることにして，とりあえず置いておきましょう．

1つの因子が変化すると，それに伴って，ほかの因子も変化することを理解しておくことは重要です．たとえば，出血性ショックでは前負荷が下がります．それぞれの因子は互いに補い，血圧をできるだけ保とうとするため，前負荷が低下した場合，心拍数は増加し，末梢血管抵抗は高くなります．

身体には血圧を維持しようとするはたらきがあります．したがって，ある部分に問題がある場合，ほかの部分でそれを補おうとします．

3　モニタリングの実際

さまざまな部位の圧——今まで血圧，CVP，PCWPが出てきました——をモニタリングして生態情報を得るのですが，圧は実際，どのようにして測定しているのかを考えたいと思います．

1. トランスデューサー

上述の圧は「トランスデューサー」という器機（**図4**）を使用して測定することが一般的です．トランスデューサーとは，圧を電気的に変換する（transduce）ための器機です．この器機にはケーブルがついていて，それがモニターに向かいます（**図5**）．トランスデューサーには，ヘパリン加生理食塩液で満ちたラインがつながっていて，動脈や静脈の圧

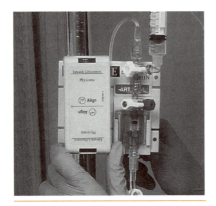

図4 トランスデューサー

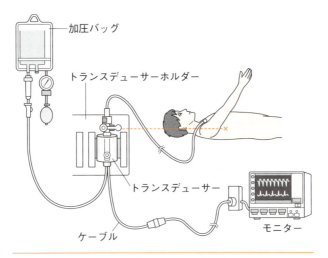

図5 患者とトランスデューサーの位置

をトランスデューサーに伝えます．

　ちなみにこのラインは「耐圧」ラインという硬いラインで，通常の点滴のラインとは異なります．柔らかいと圧を吸収してしまい，正確な圧が測定できないからです．

　このトランスデューサーを使用する際には必ずトランスデューサーの"較正(calibration)"という作業を行わなければなりません．また，

適切な高さにこのトランスデューサーを固定する必要があります．

多くの場合，トランスデューサー直近の三方活栓で高さを合わせます．高さは通常，右房の高さ，つまり，第4肋間腋窩中線に合わせます（**図5**）．

この三方活栓の位置が適切な位置よりも低くなる（患者より下に位置する）と，トランスデューサーと患者の間のラインに入っている液体の重さもトランスデューサーに加わってしまい，圧は高く表示されてしまいます．

反対に，三方活栓が適切な位置よりも高くなると，圧は低く表示されます．これらを防ぐためにトランスデューサーホルダーというものを使用しますが，患者は常に動くのでその都度ホルダーの位置を動かさなければならない場合があります．

Advance ✈ 一歩進んだ知識

0点較正

トランスデューサーの"較正"に関して理解を深めることは重要です．最初に，私たちの血圧「120mmHg」を考えてみましょう．なんでまたいきなり，と思うかもしれませんが，重要なポイントですので飛ばさずに理解してください．

血圧は「120mmHg」です．しかし，大気圧は「760mmHg」です．よくよく考えるとおかしくないですか？　大気圧のほうがずっと高いのであれば，たとえばどこかを切って出血した場合，外から空気が傷口に入ってくるはずです．実は，私たちの使っている血圧120mmHgは，「大気圧＋120mmHg」ということなのです．

そのため，時々トランスデューサーに，現在の大気圧を教えなければなりません（具体的には，大気圧に開放して「0点ボタン」を押すという作業です）．これを"0点較正"といいます．

三方活栓の大気圧に開放させる場所はいつもと異なるキャップ（小さな穴があります）で塞がれています．それにより，キャップをはずさずに行うことができます．

三方活栓のキャップがないからといって，点滴用のものを使用してはいけません（その場合は毎回はずして0点較正をしてください）．

通常，患者の高さが変化したときには，トランスデューサーの位置は正しく合わせ直す必要がありますが，0点較正は不要です．トランスデューサーのケーブルをはずした場合は，再度0点較正が必要となります．

一般的に血圧は高圧系で，4mmHg程度の差が出ても臨床的には問題にはなりません．そのため，患者が少し動いたからといって，毎回トランスデューサーの位置を変える必要はありませんが，CVPは平均値が7mmHg程度ですから，体位などで大きく変化します．そのため，測定（記録）する際には，適切な位置にトランスデューサーがあるかを確認する必要があります．

2. 観血的血圧測定

　ICUではこの観血的血圧測定が頻繁に行われます．この方法（デバイス）は"A-line"とよばれます．橈骨動脈にカテーテル（通常の末梢静脈用留置針がよく利用されます）を挿入し，トランスデューサーを直結して測定するものです．これにより持続的に血圧を監視することができます．また，回路の途中から動脈血採血を容易に行うことができます．

　A-lineは，持続的に収縮期血圧と拡張期血圧の数値が表示されるだけでなく，平均血圧や波形が表示されることが特徴です．波形がなぜ重要かというと，面積が組織へ還流される圧を示しているからです．

　図6をみてください．2つの波形が示されています．左と右を比較すると左側は面積が大きく，右側は狭くなっています．この波形，横軸は時間であることに注意してください．そう考えると，左側の波形は右側と比較して圧が高い時間が長くなります．つまり，面積が大きい

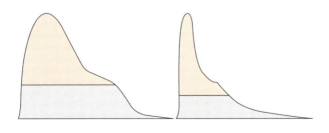

面積が大きいほど，長時間圧が伝えられている

図6　A-lineでの波形

ほうがより組織へ長時間圧がかかることを示し，組織還流には得であることを示しています．

一般的には，面積は心拍出量を示すといわれています．収縮期血圧や拡張期血圧が保たれていても，面積が足りない場合は要注意ということになります．

平均血圧はどうでしょうか．平均血圧は「収縮期血圧と拡張期血圧を足して2で割る」ということで導き出す値ではありません．先ほどの面積を半分に割る部位での血圧が平均血圧になります(**図7**)．モニターでは，面積を算出し，平均血圧を算出しています．

同じ収縮期血圧，拡張期血圧でも，面積が大きいほうが平均血圧は高くなります．平均血圧は，組織還流を表しているといわれており，とくに重症な患者では平均血圧を保つことが大切になります．

3. 肺動脈カテーテル（Swan-Gantzカテーテル）

肺動脈楔入圧（PCWP）は，どのように測定するのでしょうか．通常は静脈側から肺動脈カテーテル（Swan-Gantzカテーテル，**図8**）を挿入して測定します．透視下で行うこともできますが，ICUで挿入する場合，多くは先端部の圧を表示しながら，適切な位置（肺動脈）までカテーテルを挿入します（**図9**）．そこでバルーンを膨らませ，血流を遮断します（**図10**）．遮断することにより，左房圧，左室拡張期圧が一

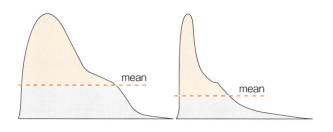

面積が大きいほど，平均血圧が高い

図7　平均血圧の求め方

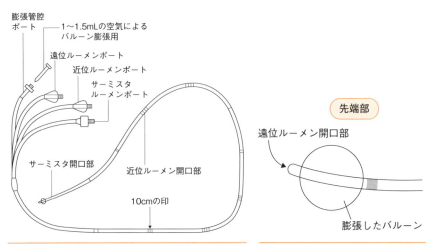

図8 肺動脈カテーテル（Swan-Gantz カテーテル）の構造

図10 膨張したバルーン

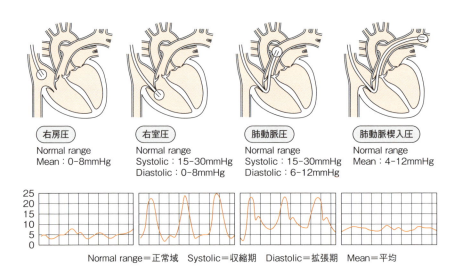

図9 先端の部位による圧波形の変化

Hodges RN et al : Real World Nursing Survival Guide: Hemodynamic Monitoring, p.97, Saunders, 2005より引用

定になり，PCWPを表示させることができます．

　このバルーンの拡張はそのままにしておくと肺梗塞を起こすことがあるので，確実に萎ませ (deflate)，シリンジをロックし，肺動脈圧波形が表示されていることを確認します．また，必ず肺動脈圧の波形はモニターに表示させる必要があります．なぜなら，自然にカテーテル先端が肺動脈にはまってしまう（spontaneous wedge）ことを避けるためです．

　PCWPも，CVPと同様，胸腔内圧の影響を受けます．具体的には，胸腔内圧が陰圧になるとPCWPは低くなり，陽圧になると高くなります．このような血管内圧を測定する場合には，呼気終末（最も呼吸の影響を受けない）に測定した値を記録するのが原則です．波形を印刷して呼気終末におけるPCWPを測定する方法が正確だと思いますが，モニター表示の収縮期圧（自発呼吸時），あるいは拡張期圧（陽圧呼吸時）を記録する方法もあります．

4 薬物療法の理解

　心血管に作用する薬剤は多く存在します．これらは，患者のバイタルサインに大きな影響を与えますので，的確な投与，そして投与後の

Advance ✈ 一歩進んだ知識

体血管抵抗，肺血管抵抗の求め方

　肺動脈カテーテルから測定されるいくつかの圧を応用することによって，体血管抵抗，肺血管抵抗を計算することができます．体血管抵抗は最初に出てきましたね．

体血管抵抗＝（血圧－CVP）÷心拍出量

です．では，肺血管抵抗はどのように計算するのでしょうか．考え方は体血管抵抗と一緒です．肺血管は肺動脈と肺静脈にはさまれています．肺動脈の圧と肺静脈の圧（＝PCWP），流れる量（これは心拍出量）がわかれば計算できます．

肺血管抵抗＝（肺動脈圧－PCWP）÷心拍出量

　実際には，単位の換算などで係数をかけるのですが，ここでは考え方を学ぶだけにしておきます．

表1　アドレナリン受容体の機能

受容体	反応
α	血管収縮
$β_1$	心拍数増加，収縮力増大
$β_2$	気管支平滑筋拡張

モニタリングが不可欠です．ここでは，基本的，かつ重要な心血管作動薬であるカテコラミンに関して解説します．カテコラミンに分類される薬剤の代表的なものには，以下のようなものがあります．

・アドレナリン
・ノルアドレナリン
・ドパミン塩酸塩
・ドブタミン塩酸塩

　これらの作用を知るうえで重要になるのは，心臓や平滑筋のほか，さまざまな場所にあるアドレナリン受容体です．カテコラミンとよばれる薬剤は，アドレナリン受容体に結合し，さまざまな作用を及ぼします．

　アドレナリン受容体は大きく分けてα，βの2つの種類の受容体が存在し，これらはそれぞれ異なる臓器に対する作用をもちます（**表1**）．

　血管平滑筋にあるα受容体は，血管を収縮させることによって血圧を上昇させます．β受容体は，$β_1$，$β_2$の2種類があります．心臓にある$β_1$受容体は心拍数を増加させ，収縮力も上げます．つまり，心拍出量を増加させる作用をもちます．血圧を構成する要素である血管抵抗と心拍出量がそれぞれ，α受容体と$β_1$受容体と対応していることがわかると思います．

　ちなみに$β_2$受容体の重要な作用には，気管支平滑筋の拡張があります．β遮断薬が気管支喘息患者に禁忌なのは，この気管支平滑筋の拡張作用をブロックしてしまうためです．

　同じカテコラミンといっても，α受容体に主に作用するのか，それともβ受容体に主に作用するのかによって生体への作用は異なります．

1. アドレナリン

強力なα,β作用をもっています．心停止時に主に使用され，通常の循環維持にはあまり用いられません．

気管支喘息時には気管支平滑筋拡張作用（$β_2$作用）を利用し，治療に用いられることがあります．その場合，皮下注で用いられます．

2. ノルアドレナリン

強力なα作用，つまり，強力な血管収縮作用をもちます．血管抵抗の増大により血圧は上昇しますが，心臓の後負荷を増大させるため，心拍出量を減少させることもあります．

静注（ワンショット）で投与できるという利点も含め，緊急時の昇圧という意味では頻用される薬剤です．しかし，さまざまな血管を収縮させるため，腎血流量の減少，尿量の減少が起こることがあります．そのため，尿量のモニタリングは厳密に行う必要があります．また，長期にわたって投与すると，末梢血管の収縮により皮膚トラブルを起こしやすくなります．

緊急時には，1mgのノルアドレナリンを生理食塩液で合計20mLにし，0.05mgずつ投与します．

3. ドパミン塩酸塩

最も頻用される昇圧薬です．ワンショットでは用いられず，点滴で用いられます．

ドパミン塩酸塩の作用は多少複雑です．低用量（1〜2μg/分/kg）では，ドパミン受容体という部分に特異的に作用し，腎血管を拡張させ，利尿が促進されます．そのため，腎保護作用（急性腎傷害を予防する）があるとされ，そのような目的に低用量で用いられてきました．しかし，最近ではその効果は疑問視され，そのような使用法で用いられること

は少なくなっています．

　中等量 (5〜10μg/分/kg) では，β_1受容体に作用し，心拍数，心収縮力を増加させます．それ以上の量では用量依存性にα受容体への活性化を生じ，末梢血管を収縮させます．

　このように，ドパミン塩酸塩では用量に応じて作用が変化するので，○μg/分/kgで投与されているのかを把握してモニタリングする必要があります．

4. ドブタミン塩酸塩

　β_1受容体を活性化させ，心拍出量，心拍数を増加させます．そのため，低心拍出量による低血圧患者に用いられます．

　注意しなければならないのは，循環血液量が十分でない患者には投与しても効果がないということです．いくら収縮力が上がっても，拍出する血液量が不十分であれば効果がありません．

　ドブタミン塩酸塩が投与されている患者で心拍数が増加していたら，循環血液量が十分かどうかを評価することが必要です．

Summary　まとめ

- 血圧が変化したら，どの因子が変化したのかを考える．
- PCWPとCVPは前負荷の指標となりうる．
- 前負荷はCVPのみでなく，尿量などを総合して評価する．
- α作用はおもに血管収縮，β作用は心収縮力向上と心拍数上昇．

Quiz ❓ 応用問題に挑戦

1. 次の場合，血圧を規定する因子のうち，どの因子が問題となっていると考えられるか．
   ① 心不全による血圧低下（末梢血管抵抗，心収縮力，心拍数，前負荷）
   ② 出血による血圧低下　（末梢血管抵抗，心収縮力，心拍数，前負荷）
   ③ 敗血症による血圧低下（末梢血管抵抗，心収縮力，心拍数，前負荷）

2. 末梢血管抵抗を評価したい場合，どこを観察するとよいか．

3. 前負荷が不足していることを示す所見として，適切でないものはどれか．
   a. 心拍数の増加
   b. 尿量の増加
   c. 尿比重の上昇
   d. 下大静脈径の低下

4. 60歳男性，職場でめまいを訴え救急外来を受診した．とくに既往はないという．バイタルサインは以下の通りである．血圧低下の原因として，最も適切なものはどれか．

   意識　　清明
   末梢　　冷たい
   血圧　　70/40 mmHg
   心拍数　42回／分
   呼吸回数　26回／分
   体温　　36.6℃
   SpO₂　98%

   a. 末梢血管抵抗
   b. 心収縮力
   c. 心拍数
   d. 前負荷

5. 80歳女性，呼吸困難で救急外来を受診した．自宅でのADLは保たれており，食事も普通にとれていたという．バイタルサインは以下の通りである．血圧低下の原因として，最も適切なものはどれか．

   意識　　JCS I-1
   末梢　　冷たい

血圧　80/40 mmHg
心拍数　86回／分
呼吸回数　30回／分
体温　36.2℃
SpO₂　88%

a．末梢血管抵抗
b．心収縮力
c．心拍数
d．前負荷

6. 70歳女性，頭部外傷で意識障害があり，2週間入院している．訪室すると，いつもより意識レベルが低下している．一昨日から尿が混濁していることが申し送られている．バイタルサインは以下の通りである．血圧低下の原因として，最も適切なものはどれか．

意識　JCS II-30
末梢　温かい
血圧　70/40 mmHg
心拍数　124回／分
呼吸回数　32回／分
体温　38.6℃
SpO₂　92%

a．末梢血管抵抗
b．心収縮力
c．心拍数
d．前負荷

7. トランスデューサーの位置はそのままで，患者の上半身を挙上した．真の血圧は一定として，モニターに表示される血圧はどのようになるか．

a．高くなる
b．低くなる
c．変わらない

8. 2名の患者A氏，B氏がいる．血圧は，A氏120/60mmHg，B氏120/50mmHgである．心拍数は2名とも80回／分である．以下の記述のうち，適切なものに○，不適切なものに×を入れなさい．

( ) a. 2名とも組織への灌流圧としては変わりがない．
( ) b. 組織への灌流圧は，A氏のほうが高い．
( ) c. 組織への灌流圧は，B氏のほうが高い．
( ) d. 平均血圧は，B氏のほうが低い．

9. PCWPに関する以下の記述のうち，適切なものに○，不適切なものに×を入れなさい．

( ) a. PCWPは患者の吸気時に高くなる．
( ) b. PCWPは患者の呼気時に高くなる．
( ) c. PCWPは吸気終末に測定すべきである．
( ) d. PCWPは呼気終末に測定すべきである．

10. カテコラミン（　　）受容体を刺激すると心拍数は増大する．（　　）に入るものは，以下のうちどれか．

a. α
b. β_1
c. β_2

11. ドパミン塩酸塩を（　　）容量で投与すると腎血管が拡張し，尿量が増加する．（　　）に入るものは，以下のうちどれか．

a. 低容量
b. 中容量
c. 高容量

12. ドブタミン塩酸塩が投与されはじめた敗血症患者で，心拍数が上昇しつづけている．以下のうち，評価すべきこととして最も適切なものはどれか．

a. 収縮力の評価
b. 前負荷の評価
c. 後負荷の評価

13. β遮断薬の効果として，適切なものを選べ（複数選択可）．

a. 心拍数減少
b. 心収縮力低下
c. 心拍数増加
d. 気管支収縮作用

解答・解説はp.265

第4章 クリティカルケア看護におけるアセスメント

● 呼吸器系のアセスメント

1 呼吸を評価するための基礎知識

Objectives
本項の目的
- 酸素化と換気の概念の違いを理解する.
- 呼吸中枢のはたらきを理解する.

　重症患者の多くは，呼吸になんらかの障害があります．そのため，重症患者をみる看護師は，呼吸を正しく評価できなければなりません．呼吸の評価では，呼吸状態を「酸素化」と「換気」に分けて評価することが1つのコツになります．

　ここでは，まず酸素化と換気に関してどのように評価するのかを学ぶとともに，基礎的で重要な知識である呼吸中枢のはたらきに関して学びましょう．

1 酸素化と換気の違い

　まずは，呼吸はどのように行われるのかをステップ・バイ・ステップでみてみましょう．

　図1をみてください．呼吸は，①呼吸中枢から刺激が生じることにより始まります．刺激は，神経を介して呼吸に関連するさまざまな筋（横隔膜や肋間筋など）に伝達され，②それらの筋を収縮させます．③筋収縮の結果，胸郭が拡大し，横隔膜が下降し，④肺が膨張します．⑤気体が咽頭を経由して気管，肺へ取り込まれます．⑥そして，取り込まれた気体が肺胞レベルまで達すると，そこでガス交換が行われます．

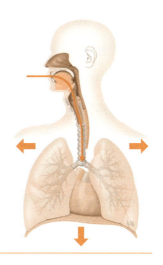

換気(Ventilation)
1. 呼吸中枢からの刺激
2. 呼吸筋の収縮
3. 胸郭の拡大
4. 肺の膨張
5. 吸入

6. 肺胞でのガス交換

酸素化(Oxygenation)

図1　呼吸のメカニズム

　呼吸のアセスメントを行う場合,「酸素化」と「換気」を分けて考えるとわかりやすくなります．ここでは,①〜⑤までを「換気」,⑥を「酸素化」と分けて考えてみたいと思います．

　この分類の仕方は,臨床で標準的に行われる方法です．頭の中がすっきりしやすくなるので,ぜひ理解しておいてください．

> ・「酸素化」とは,一般的に血中に酸素が含まれる状態を指します．
> ・「換気」とは,空気が気道,肺の内・外に出し入れされている状態を指します．

　換気には①〜⑤までありましたが,どのレベルでも障害が起こりえます．たとえば,①は中枢神経疾患や薬物の大量服薬などで起こります．④,⑤は肺が膨張しない状態なので気胸や,肺が異常に硬くなっている状態で起こりえます．

　酸素化と換気は異なる概念なので,「換気はよいが酸素化は悪い」,あるいは「換気は悪いが酸素化はよい」というような状況がありえます．たとえば,肺炎の場合,患者は換気をする能力は問題ないのですが,

酸素化に問題があります．また，脳出血で呼吸中枢に障害を受け，人工呼吸を受けている場合は，酸素化には問題はないが，換気の能力が低下していると考えることができます．

2 呼吸の調節は$PaCO_2$によって行われる

　人工呼吸器からのウィーニングが困難な患者などをみるときに，呼吸中枢のはたらきを考慮せず，血液ガス分析の個々の値のみで議論している場合がよくみられます．まずは，呼吸の調節がどのように行われているのかを理解しておきましょう．

　呼吸中枢は延髄に存在します．もう少し厳密には，橋にある呼吸調節中枢で吸気時間が調節されています．呼吸を調節するものとしては，動脈血二酸化炭素分圧（arterial carbon dioxide pressure：$PaCO_2$），pH，動脈血酸素分圧（arterial oxygen pressure：PaO_2）が挙げられます．これらは呼吸の結果生じる値ですが，同時に中枢にフィードバックされ，呼吸を調節します．いいかえると，これらのすべての値が正常になるように，人体は呼吸を調節しようとします．

　たとえば，$PaCO_2$が上昇すれば「換気を増やしなさい！」という指令（これをドライブといいます）を出して，$PaCO_2$を低下させ，正常化させようとします．

　これらの$PaCO_2$，pH，PaO_2値は中枢性化学受容体と末梢性化学受容体といわれる場所でモニターされ，呼吸中枢に指令を出しています．中枢性化学受容体は延髄にあり，二酸化炭素（CO_2），pHの影響を受けます．それに対し，末梢性化学受容体は頸動脈洞，大動脈体に分布し，PaO_2が低下したとき，換気を増加させる指令を出します．

　通常は，PaO_2ではなく，$PaCO_2$によって呼吸は調節されています（このことを"CO_2換気応答"とよびます）．具体的には，$PaCO_2$が上昇すると呼吸中枢へ刺激が伝わり，換気を促進させる方向（つまり$PaCO_2$を低下させる方向）にはたらきます．この応答は鎮静薬や鎮痛薬によって抑制される（鈍くなる）ことがあり，そのような場合，$PaCO_2$が上昇

しても，換気を増加させないので，$PaCO_2$は増加したままの状態になってしまいます．

前述のように，末梢性化学受容体はPaO_2に反応するため，通常時ははたらいていません．しかし，PaO_2が70mmHg程度以下になると換気を刺激するようはたらき出します．高度の低酸素血症の患者で$PaCO_2$が低下していることがありますが，これは低酸素血症の結果，末梢性化学受容体がはたらいたことによるものです．

Advance 一歩進んだ知識

$PaCO_2$による調節

実際は，CO_2それ自体ではなく，CO_2が水素イオン（H^+）を産生することによってコントロールしています．

Clinical Tips 臨床の要点とコツ

CO_2換気応答が破綻している場合，PaO_2によって換気応答が生じる

CO_2換気応答は，慢性的な$PaCO_2$上昇が起こるような病態，たとえば，慢性閉塞性肺疾患（chronic obstructive pulmonary disease: COPD）で抑制されることが知られています．簡単にいえば，慢性的に$PaCO_2$が上昇しているので，$PaCO_2$に対する応答が壊れている状態です．

そのような場合，呼吸はどのように調節されているかというと，末梢性化学受容体が主に使用されています．つまり，$PaCO_2$による呼吸調節ではなく，PaO_2によって換気応答が生じています．PaO_2が上昇すれば呼吸は抑制され，PaO_2が低下すると呼吸が刺激されるという状態です．

この状態で高濃度酸素を投与するとどうなるでしょうか．PaO_2が上昇し，O_2による換気応答がなくなってしまいます．結果として$PaCO_2$はさらに上昇し，意識障害をきたしてしまいます．これを"CO_2ナルコーシス"とよびます．

このような，慢性的に$PaCO_2$が上昇している患者に高濃度酸素は禁忌なので，覚えておいてください．

Summary まとめ

- 酸素化と換気は異なる.
- 通常, PaO_2 ではなく, $PaCO_2$ によって換気が調節されている.

Quiz ❓ 応用問題に挑戦

1. 換気が問題であるものに○, そうでないものに×を入れなさい.
    - (　) a. 脳出血で呼吸が弱くなり, エアウェイが挿入されている患者
    - (　) b. 向精神薬を大量に服薬し, 呼吸回数が減少している患者
    - (　) c. 肺塞栓症で酸素投与を受けている患者
    - (　) d. 頸髄損傷で気管挿管され, 人工呼吸管理を受けている患者
    - (　) e. 心不全, 肺水腫で酸素投与を受けている患者

2. 通常, 呼吸は (　) によって調節されている. (　) に入るものは, 以下のうちどれか.

    a. PaO_2
    b. $PaCO_2$

3. $PaCO_2$ が上昇すると, 呼吸ドライブは (①) され, 呼吸回数は (②) する. (①) (②) に入るものは, 以下のうちどれか.

    ① a. 促進
    　 b. 抑制

    ② a. 増加
    　 b. 減少

解答・解説はp.265

第4章 クリティカルケア看護におけるアセスメント

● 呼吸器系のアセスメント

2 胸部X線とパルスオキシメータ

Objectives
本項の目的
- 胸部単純X線撮影上，気管チューブの適切な位置を述べることができる．
- パルスオキシメータを行う際の注意点を列挙することができる．
- パルスオキシメータの値に影響を与える要因を判断する．

1 気管チューブの位置を確認すること

　フィジカルアセスメントでは，ある意味，手探りで患者の状況を把握するのですが，画像を使用すれば直接視覚を使って異常を発見することが可能です．この情報は，私たち看護師にとって重要です．

　たとえば，「どの位置に無気肺があるのか」という情報から，最も効果的な体位を考えることが可能になります．また，さまざまなライン・チューブの位置を確認することもできます．

　胸部単純X線撮影をみる場合，気管チューブの位置に関しては最低限確認する必要があります．気管チューブは体位変換などで移動します．チューブ位置が浅いことを知らずに口腔ケアを行いチューブを抜いてしまうのは，ほかならぬ看護師です．自分の目でどの位置にチューブがあるのかを確認し，安心してケアが行えるようにしましょう．

　気管チューブの先端は気管分岐部より4cm（椎体2個分）程度上にあるのが普通です（**図1**）．深くなると片肺挿管になりますし，浅すぎれば抜けてしまいます．気管分岐部の位置は，最初はわかりにくいかもしれません．しかし，注意して毎回みていれば，わかるようになります．

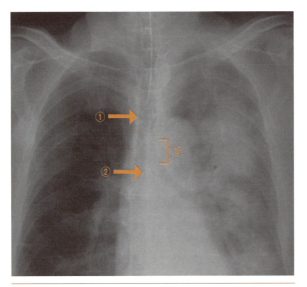

図1 気管チューブを胸部単純X線で確認
①気管チューブ先端,②気管分岐部,③椎体1個分を示す.胃チューブと中心静脈ラインが挿入されている.

2 使用上の注意を知ってパルスオキシメータは使う

　パルスオキシメータの普及のおかげで,チアノーゼといった不確かな指標に頼らずに酸素化の評価が可能になり,患者は安全に医療を受けることができるようになりました.

　しかし,手軽な分,その使い方に関しては十分周知されていません.パルスオキシメータを使用する場合は,いくつかの注意点があります.この注意点を理解してこそ,パルスオキシメータを効果的に使用することができます.

1. パルスオキシメータの原理

　パルスオキシメータは,酸素化ヘモグロビン(O_2Hb)と還元ヘモグロビンに光を当てたときの特性が異なることを利用して,皮膚の上か

ら動脈血酸素飽和度（arterial oxygen saturation：SaO_2）を算出します．

　動脈血，静脈血ともにヘモグロビンは存在するわけで，パルスオキシメータは動脈と静脈の違いを認識しなければなりません．この違いの認識は，動脈の拍動を検出することによって行われます．よって，動脈の拍動が検出できないと測定はできません．すなわち，脈が触れない患者で測定することは困難です．

　パルスオキシメータは，指先で測定するのが一般的ですが，耳でも測定は可能です．また，最近は前額部で測定する方法も普及しつつあります．指では血管収縮の影響を受けやすい場合がありますが，前額部でのパルスオキシメータは，ショック時などにも正確なデータを算出しやすいことが特徴です．

2. SpO_2とSaO_2が解離する条件

　パルスオキシメータで表示される値，つまり経皮的動脈血酸素飽和度（percutaneous oxygen saturation：SpO_2）の基準値は通常95〜100％です（ただし，基礎疾患，年齢により変化します）．

　パルスオキシメータで測定した酸素飽和度はSpO_2とよばれ，直接動脈血ガス分析で測定したSaO_2と区別されます．通常，SpO_2とSaO_2は近い値をとると考えてよいのですが，いくつかの条件下で，この2つは解離します．その条件を以下に挙げます．

a. 体動，末梢の低還流

　低還流の患者では測定不能，または誤った値を表示します．このような場合，前額部にセンサーを貼るタイプのパルスオキシメータが有用です．

　体動がある患者でも，機械からみれば拍動と体動の区別ができなくなるため，不正確になります．測定時には必ず脈波が表示されていることを確認しなければなりません．

近年のパルスオキシメータは感度が向上しており，体動や低還流でも，とりあえず値を表示してしまう傾向にあります．パルスオキシメータの値が変だなと感じたら，体動の有無やセンサーが正しく装着されているかを確かめる必要があります．

b. 一酸化炭素の影響

一酸化炭素ヘモグロビン（COHb）はO_2Hbと似た波長の光を吸収するため，パルスオキシメータは誤ってCOHbもO_2Hbとして算出し，実際よりも高く値を表示してしまいます．

c. マニキュアなど

マニキュアなど，光の透過性を変化させるものは，誤った値を表示させる可能性があります．そのため，マニキュアは除去する必要があります．

このほか，SpO_2は換気を反映しないことに注意する必要があります．SpO_2は正常でも，$SpCO_2$は著しく上昇していることもあります．

さらに，SpO_2は患者の自覚症状とは無関係である可能性があります．たとえば，呼吸困難感はSpO_2の低下以外の理由でも起こります．SpO_2が正しく測定されており，値が十分な酸素化を示していれば緊急な対応は必要ないということがわかるかもしれません．しかし，このことは，呼吸困難感の原因を考える必要性がなくなることを意味しません．

Summary　まとめ

- 自分の目で胸部単純X線写真をみて，気管チューブなどの位置を確認する必要がある．
- SpO_2で酸素化をある程度評価することができるが，"換気"に関しては評価できない．
- SpO_2とSaO_2は異なる．
- パルスオキシメータ使用時には，脈波を正確に感知しているかを確認する．

Quiz ❓ 応用問題に挑戦

1. 気管チューブの先端の位置に関する以下の記述のうち，適切なものに○，不適切なものに×を入れなさい．
   - （　）a. 気管分岐部に位置することが適切である．
   - （　）b. 気管分岐部より4cm上にあることが適切である．
   - （　）c. 気管チューブの挿入が深すぎると，片肺挿管になってしまう．

2. パルスオキシメータに関する以下の記述のうち，適切なものに○，不適切なものに×を入れなさい．
   - （　）a. SaO_2とは，パルスオキシメータで表示される酸素飽和度のことである．
   - （　）b. SpO_2から患者の換気の状態を判断することができる．
   - （　）c. パルスオキシメータによる動脈血と静脈血の判断は，吸光度で行われる．

解答・解説はp.265

第4章 クリティカルケア看護におけるアセスメント

3 ●呼吸器系のアセスメント
動脈血ガス分析の評価

Objectives
本項の目的

- PaO_2 と $PaCO_2$ は何を意味するのかを説明できる.
- 肺胞気酸素分圧 (P_AO_2) とは何かを説明できる.
- 肺胞気-動脈血酸素分圧較差 ($AaDO_2$) とは何を示しているのかを説明できる.
- PaO_2/F_IO_2 は何を示しているのかを説明できる. また, 計算できる.
- 酸素濃度を変更したときの PaO_2 の予測値が計算できる.
- $PaCO_2$ は何によって決まるかを列挙できる.

　呼吸を正しく評価するには, ほかのフィジカルアセスメントとともに, 動脈血ガス分析が評価できる必要があります. また, 動脈血ガス分析の評価方法を知ることによって, 呼吸に関してより理解が深まります.

　さらに, 動脈血ガス分析によって, 患者の呼吸状態のみならず, 酸塩基平衡や末梢循環の状態を評価することができますし, 患者の状態変化のみでなく, 呼吸ケアの評価を行うこともできます.

　よって, 動脈血ガス分析に関する知識は重症患者をみる看護師にとってマストな知識といえます.

　動脈血ガス分析の評価法にはいろいろな方法があるのですが, ここでは"そもそも"というレベルから学習したいと思います.

1 | PaO_2と$PaCO_2$の意味するところ

簡単に，かつ端的にいうと，PaO_2は酸素化能を，$PaCO_2$は換気能を意味しています．

前述しましたが，たとえば，脳出血などで呼吸のパターンが変化し，換気量が減少した場合は換気能に問題があるので，$PaCO_2$が上昇します．反対に，過換気症候群などで頻呼吸になっている場合は，$PaCO_2$が低下します．この換気の変化に対しては，一般的に$PaCO_2$の変化がわかりやすいことをしっかり記憶しておいてほしいと思います．

Advance ✈ 一歩進んだ知識

肺胞換気量とPaO_2

呼吸生理学的に$PaCO_2$のみでなく，PaO_2も肺胞換気量の低下に左右されます．すなわち，肺胞換気量の低下に伴い$PaCO_2$が上昇すると，PaO_2は低下します．とくに肺胞換気量が3.2L/分以下になると，急激にPaO_2は低下します．

2 | 濃度と圧の違い

登山家がエベレストの頂上に登っている姿をみたことがあると思います．彼ら(彼女ら)は，みんな酸素マスクをつけています．では，なぜ，酸素マスクが必要になるのでしょうか？　よく，「空気が薄い」といいますが，高山では本当に「空気が薄い」のでしょうか？

答えをいうと，エベレストの頂上も，地上でも，酸素(O_2)の「濃度」は一定で約21%です．ではなぜ，エベレストの頂上で酸素マスクが必要になるのかというと，「濃度」は一定でも「圧」が異なるからです(**図1**)．

地上での大気圧は760mmHgですが，それに対してエベレストの山頂での大気の圧は253mmHgです．地上での酸素がもつ圧力は，

$$760 \times 0.21 = 159.6 mmHg$$

ですが，エベレストでの酸素がもつ圧力は，

$$253 \times 0.21 = 53.13 mmHg$$

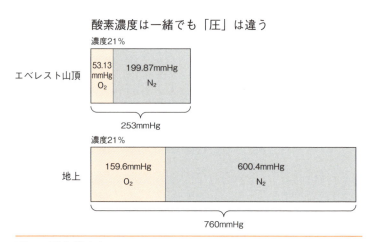

図1　酸素濃度と圧

になります．同じ濃度でも酸素がもつ圧力はかなり低くなることがわかると思います．

　ちなみに，混ざっている気体（混合気体，空気であれば酸素と窒素）では，各気体が圧をもっているので，それぞれの圧を「分圧」とよびます．正式にいうと，「エベレストの頂上での酸素分圧は53.13mmHg」というようないい方になります．

3　「圧」が重要

　酸素の「圧」とは，イメージとしては，壁に向かってボール（分子）がたくさん当たっているようなイメージです．この壁に当たる「圧」によって，O_2やCO_2が肺胞から血液中に移動したり，反対に血液中から肺胞に移動します．大切なのは濃度それ自体ではなく，「圧」をもつことなのです．

　肺胞内の圧が高ければ高いほど，より肺胞から血液へ移動する力が強いことになります．

　では，PaO_2，$PaCO_2$とはそもそも何なのでしょうか．動脈血中に溶

けている O_2 や CO_2 の量でしょうか．そうではありません．これらは，"mmHg" や "Torr" で表されるように「圧」であり，「量」ではないのです．ちなみに "P" は圧である "pressure" を，"a" は動脈を示す "artery (arterial)" を表しています．

4　動脈血ガス分析に出てくる略語

ここで，動脈血ガス分析に使用される略語を理解しておきましょう．

P：pressure；「圧」を示す
F：fraction；「濃度」を示す
a：arterial；「動脈血の」という意味
v：venous；「静脈血の」という意味
A：alveolar；「肺胞の」という意味
I：inspiration；「吸気」を示す

これらの組み合わせで略語を表現します．

"PaO_2" であれば，「圧」「動脈血の」「O_2」ですから "動脈血酸素分圧" となります．"P_AO_2" は "肺胞気酸素分圧"，"F_IO_2" は "吸入気酸素濃度" となります．

5　PaO_2 はどうやって決まるのか？

通常の空気呼吸において，動脈血中に溶けている酸素の圧である PaO_2 はどのように決まるのかをみていきます．

1. 吸入する酸素の圧（図2）

吸入する気体のことを「吸入気」とよびます．吸入気がもつ圧は約760mmHgです．これは，いわゆる大気圧です．吸入されると加湿され，水蒸気が混じりますから，飽和水蒸気圧の約47mmHgを差し引く必要があります．そうすると，

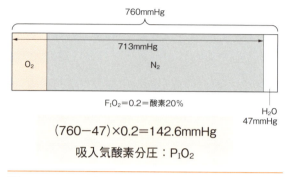

図2 20%吸入気の酸素分圧

$$760\,\text{mmHg} - 47\,\text{mmHg} = 713\,\text{mmHg}$$

となります．これが，大気中に含まれている気体の圧です．ここで知りたいのは酸素のみの圧です．酸素は約20％含まれているので，

$$713\,\text{mmHg} \times 0.20 \fallingdotseq 142.6\,\text{mmHg}$$

となります．

この約143mmHg分の酸素が，吸入されるわけです．ここで，この吸入される気体中の酸素分圧のことを，吸入気酸素分圧（inspired oxygen tension：P_IO_2）とよびます．

ちなみに，吸入される酸素濃度は吸入気酸素濃度（fraction of inspired oxygen：F_IO_2）とよび，100％であれば，1.0，20％であれば，0.2と表します．

2. 肺胞気二酸化炭素分圧（P_ACO_2）

吸入された酸素は肺胞まで到達するのですが，肺内には呼吸の結果生じた二酸化炭素が待ち受けています．この二酸化炭素と混じることにより，酸素の圧（酸素分圧）はさらに低下します．具体的にどのくらい低下するかというと，

$$1.2 \times P_ACO_2$$

低下します．P_ACO_2の「A」は肺胞を示すので，肺胞気二酸化炭素分圧

(alveolar carbon dioxide tension）を意味します．二酸化炭素分圧は肺胞内と血中はほぼ等しいと考えますので，

$1.2 \times PaCO_2$

と考えてよいです．$PaCO_2$の正常値は40mmHgなので正常であれば，

$40 \times 1.2 = 50mmHg$

だけ，酸素分圧が低下すると考えればよいです．

3. 肺胞気酸素分圧（P_AO_2）

ここで，肺胞レベルでの酸素分圧（肺胞気酸素分圧，alveolar oxygen tension：P_AO_2）を出してみましょう．

吸入気酸素分圧（P_IO_2）は，

$713mmHg \times 0.2 = 142.6mmHg$

でした．肺胞レベルでは，二酸化炭素により，酸素分圧は「$1.2 \times P_ACO_2$」低下しますから，

$P_AO_2 = 142.6 - 50.0 = 92.6mmHg$

になります（**図3**）．一般的な式にすると，

$P_AO_2 = P_IO_2 - 1.2 \times PaCO_2$

ですね．

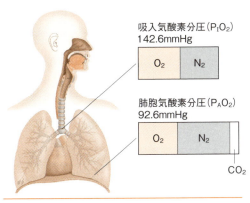

図3　P_IO_2とP_AO_2

ここで表されたP_AO_2が，血中に酸素を移行させるための重要な「圧」になります．

　この圧がすべて血管内に伝われば，肺胞と血管内で等しい圧になることになります．空気呼吸では，P_AO_2は92.6mmHgですね．しかし，実際には，空気呼吸下でPaO_2が95mmHgに達することはありません．なぜなら，その圧すべてが効率よく動脈血中に移動するわけではないからです．

4. 肺胞気−動脈血酸素分圧較差（AaDO₂）

　肺胞の中に空気は入ってくるけれど，血流はあまり流れていない換気効率の悪い領域が存在します．あるいは，血流はあっても換気が不十分な部位があります（これらを換気・血流不均等分布：V/Qミスマッチとよびます）．さらに，肺胞内と動脈血の間には無数の壁が存在し，酸素の移行を妨げる場合もあります（拡散障害）．

　そこで，P_AO_2とPaO_2の差をみれば，患者の酸素化がどの程度悪いのかを知ることができます．式で表すと，

$$P_AO_2 - PaO_2$$

となります．

　両者の差が大きければ，肺全体として肺胞から動脈血への酸素の移行が悪いと考えることができます．この差のことを"肺胞気−動脈血酸素分圧較差（alveolar-arterial oxygen difference：AaDO₂）"とよびます．

　$AaDO_2$の式は，単純にP_AO_2からPaO_2を引いたものですが，式に表すと以下のようになります．

$$P_AO_2 - PaO_2 = (P_IO_2 - 1.2 \times PaCO_2) - PaO_2$$
$$= \{(760 - 47) \times F_IO_2 - 1.2 \times PaCO_2\} - PaO_2$$

5. $AaDO_2$の臨床での使用

基本的には，PaO_2低下は換気よりも酸素化の悪化を示しますが，実は換気が悪くなればPaO_2も少し低下します．そのため，PaO_2が悪いとき，酸素化が悪いのか，それとも換気が悪いのかを迷う場合がありますが，その場合，この式を使用すると，どちらに原因があるのかがわかります．

しかし，この$AaDO_2$は臨床では日常的に使用されません．なぜなら，吸入している酸素濃度により，$AaDO_2$の基準値が変化してしまうためです．

図4はF_IO_2変化時の$AaDO_2$の例です．酸素濃度により$AaDO_2$の基準値が変化することがわかります．さらに，年齢でも変化します．

$AaDO_2$の基準値は，F_IO_2や年齢で変化するのですが，あえて$AaDO_2$の基準値を示すのならば，若年—中年で大気を吸入している状態であれば5〜15mmHg程度です．

臨床での$AaDO_2$のアセスメントは困難ですが，それでもなお，ここで詳細に説明したのは，考え方を理解する必要があるからです．

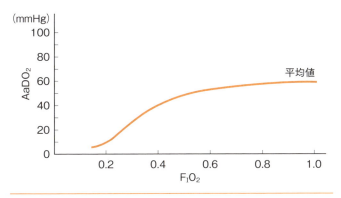

図4　F_IO_2変化時の$AaDO_2$の例

Clinical Tips 臨床の要点とコツ

臨床で頻用される酸素化の評価

　臨床では，酸素化の指標としてはPaO_2/F_IO_2のほうが利用されています．"P/F"（ピーエフ）と略されます．これはPaO_2をF_IO_2で割ったもので，F_IO_2が変化してもほぼ一定になります（F_IO_2は，100％や20％といったパーセントではなく，1.0や0.2を使用してください）．とくに正常値というものはないのですが，300より下で悪ければ，「悪いな」と評価してみてください．200より下であれば，「結構悪いな」，100より下であれば「かなり悪いな」です．

　酸素濃度を変化させた場合に，PaO_2の変化が酸素濃度の変化からみて当然のものであるのか，それとも悪化したのかを確認する場合に有用です．

　たとえば，空気呼吸（酸素濃度21％）の場合に，PaO_2が100mmHgの患者がいて，その患者に100％酸素の吸入を開始したとします．その場合，予想PaO_2は，以下の式から求めることができます．

　　　100/0.21 ＝ X/1.0

「比」の式と同じですね．Xを求めると「500」ですね．この患者に100％酸素を投与すると「PaO_2は500mmHgになる」ことが推測できます．

6 $PaCO_2$の見方

　$PaCO_2$は比較的シンプルです．$PaCO_2$というのは，「体内のCO_2産生」と，「換気の状態」によって決まります．これを式に表すと，

$$PaCO_2 ＝ 0.863 ×（二酸化炭素産生量／肺胞換気量）$$

となります．"0.863"は係数なので，無視してもらっていいです．ここでは，「$PaCO_2$は身体が代謝の結果産生する二酸化炭素産生量と肺胞換気量によって決まる」ということを覚えておいてください．つまり，$PaCO_2$が変化したら，「二酸化炭素産生量が変わったのだろうか」それとも「肺胞換気量が変化したのだろうか」と考えればよいのです．

　通常の換気量ではなく，「肺胞」換気量なのは，実際に息を吸っても肺胞へ到達しない換気量が存在するからです．

　肺胞へ到達しない換気量としては「死腔」が挙げられます．死腔が大きければ，息を吸っても血流のある肺胞へ到達する空気の量は少なく

なります．この死腔分を分時換気量（1分間の全換気量）から引いた値を肺胞換気量といいます．息を吸っている量が同じでも，死腔が増加することによって有効に換気を行う換気量，つまり肺胞換気量は低下するのです．

臨床的には，二酸化炭素産生量は急激に変化しないと考えるので，ここで$PaCO_2$が変化した際に考えるのは，"換気が変化していないか"を考えるのが一般的です．患者はきちんと息をしているか，呼吸が浅くなっていないか，人工呼吸器の換気量は適切か，を観察します．

Advance ✈ 一歩進んだ知識

死腔の増加による肺胞換気量の低下

$PaCO_2$は変化したものの，状況的にみて二酸化炭素産生量は一定，換気量も調節呼吸で一定，ということもあります．この場合，肺胞換気量について少し深く考える必要があります．

肺胞換気量は，

$$肺胞換気量＝分時換気量－死腔量$$

と表すことができます．

私たちは分時換気量は（人工呼吸器のモニターなどを通じて）ある程度みることができますが，死腔はみることができません．

死腔には「解剖学的死腔」とよばれるもののほかに，「生理学的死腔」もあり，後者は流動的です．肺のなかでなんらかの理由によりある部分の血流が減少すれば，その部分を換気している分の気体は死腔になってしまうわけです．

肺胞換気量と分時換気量は，パラレルなものと考えるとわかりやすいのですが，厳密にいうと，モニターで表示される分時換気量が変化していなくても，急激に死腔が増加した場合，肺胞換気量が低下することがあります．

たとえば，呼気終末陽圧（positive end-expiratory pressure：PEEP）を増加させると，死腔は増大すると考えられています．また，急性呼吸窮迫症候群（acute respiratory distress syndrome：ARDS）などで死腔が増加することが知られています．

そのため，換気量が一定でも，$PaCO_2$が変化したら，死腔に関連する変化が起こったことを考える必要があります．

7 PaO_2のみでなく,ヘモグロビン,心拍出量も大切

1. 血中に含まれる酸素の量

今まで述べてきたPaO_2や$PaCO_2$は「圧」の話でしたが,ここでは血液中の酸素の「量」の話をします.

直接血液中に溶けている酸素の量は微々たるもので,多くの酸素はヘモグロビンと結びついています.ヘモグロビンは酸素と結合する「手」をもっており,そこで酸素を捕まえ,運搬します.血中のヘモグロビンの何%が酸素と結合しているのかを示すのが酸素飽和度(oxygen saturation:SO_2)です.

血液に含まれる酸素の量(動脈血酸素含有量,arterial oxygen concentration:CaO_2)は次のような式で表されます.

$$CaO_2 = Hb \times 1.34 \times SaO_2 + PaO_2 \times 0.003$$
(Hb:ヘモグロビン濃度,SaO_2:動脈血酸素飽和度)

"1.34"は係数なので,覚えなくてもよいです.この式で重要なことは,PaO_2は酸素含有量という視点でいうと微々たるものだということです(0.003も掛けられてしまいます).

ほとんどは,ヘモグロビンとSaO_2です.いくらPaO_2が高くても,血液中に含まれる酸素の量という観点でみると,あまり意味がないことがわかります.

呼吸や循環の最終的な目的は組織へ酸素を運ぶことですから,高いPaO_2で喜ぶことはあまり意味がなく,適切なヘモグロビンと高いSaO_2を維持することが重要なのです.

2. 組織へ運ばれる酸素の量

ここまでで,血中に含まれる酸素の量は理解できたと思います.しかし,これで十分ではありません.酸素は,組織まで運ばれて初めて役に立つのです.組織へ運ばれる酸素の量は,心拍出量(cardiac output：CO)に依存します．

酸素運搬量（oxygen delivery：DO_2）は，次の式で表すことができます．

$$DO_2 = CO \times CaO_2$$

いくら酸素含有量が多くても，心拍出量が少なければ意味がないということです．

呼吸をアセスメントする場合は，動脈血ガス分析とヘモグロビンのみでなく，さらに心拍出量も考慮に入れる必要があります．

Summary まとめ

- PaO_2，$PaCO_2$は，「圧」であって「量」ではない．
- 肺胞から血中への酸素の移行は「圧差」によって起こる．
- 肺胞気酸素分圧と動脈血酸素分圧の差をみることにより，酸素化の評価が可能である．
- 酸素化の評価には，P/F比が使用しやすい．
- $PaCO_2$の変化は，通常は肺胞換気量の変化を表す．
- ヘモグロビン，心拍出量が不十分だと組織へ酸素が運ばれない．

Quiz ❓ 応用問題に挑戦

1. 大気圧,空気呼吸における吸入気酸素分圧（P_IO_2）を求めなさい.

2. 大気圧,F_IO_2 0.3における吸入気酸素分圧（P_IO_2）を求めなさい.

3. 大気圧,F_IO_2 0.3における肺胞気酸素分圧（P_AO_2）を求めなさい.

4. 大気圧,F_IO_2 0.3のとき,PaO_2は70mmHgであった.$AaDO_2$を求めなさい.

5. 肺葉切除1日目の患者.ベンチュリーマスクで40％の酸素投与を受けている.

① 動脈血ガス分析でPaO_2 120mmHgであった.P/Fを計算しなさい.
② ベンチュリーマスクを変えて,酸素濃度を30％にしようと思う.酸素濃度を30％にした場合,PaO_2はいくつになると予想できるか.

6. 肺葉切除3日目の患者.酸素はすでにはずれている.
呼吸状態が悪化し,動脈血ガス分析を行ったところ,PaO_2は60mmHgであった.医師はPaO_2は80mmHg程度に保ちたいと話している.ベンチュリーマスクでの投与酸素の濃度は何％にしたらよいか.

7. 40歳男性,筋弛緩下で人工呼吸管理を受けており,自発呼吸はない.動脈血ガス分析を行ったところ,$PaCO_2$は44mmHgであった（正常値は40mmHg）.体温や血圧,心拍数に変化はみられない.最も考えやすい原因は何か.

a. 肺胞低換気
b. 肺胞過換気
c. 二酸化炭素産生量低下
d. 二酸化炭素産生量増加

8. 40歳男性,脳幹出血で人工呼吸管理を受けており,自発呼吸はない.動脈血ガス分析を行ったところ,$PaCO_2$は47mmHgであった（正常値は40mmHg）.その他の所見としては,シバリングがみられている.最も考えやすい原因は何か.

a. 肺胞低換気
b. 肺胞過換気
c. 二酸化炭素産生量低下
d. 二酸化炭素産生量増加

9. 酸素運搬量の計算に必要な値に○を入れなさい．
（　）a. ヘモグロビン濃度
（　）b. 中心静脈圧
（　）c. 酸素飽和度
（　）d. 動脈血二酸化炭素分圧
（　）e. 心拍出量

10. 次の2名の患者のうち，酸素運搬量が多いのはどちらか．

A氏：Hb 8 g/dL，SaO_2 98%，PaO_2 90 mmHg
B氏：Hb 3.5g.dL，SaO_2 100%，PaO_2 230 mmHg

解答・解説はp.266

第4章 クリティカルケア看護におけるアセスメント

●呼吸器系のアセスメント
4 動脈血ガス分析
──酸塩基平衡

Objectives
本項の目的
- pHが何によって決まるかを説明できる．
- 呼吸性，代謝性のアシドーシス，アルカローシスがどのようなものかを説明できる．

1 pHは主にPaCO₂とHCO₃⁻で決まる

アシドーシスやアルカローシスという用語は頻繁に耳にする言葉です．pHは血中の水素イオン濃度を示しています．わかりやすくいうと，血液の酸性，アルカリ性を示しています．このpHは，Henderson-Hasselbalchの式で以下のように表されます．

$$pH = pK + \log[HCO_3^-] / (0.03 \times PaCO_2)$$

logやpKなどが出てきて難しく感じてしまうのですが，これを実際に計算する必要はありません．

しかし，関係性を理解する必要はあります．上記の式でpK，0.03は定数ですので，pHは図1のような関係で成り立っています．

つまり，pHはHCO₃⁻（重炭酸イオン）とPaCO₂の関係で表すことができます．HCO₃⁻が増えるとpHは上昇し（アルカリ性方向），PaCO₂が増加するとpHは低下します（酸性方向）．

PaCO₂の正常値は40mmHg，HCO₃⁻の正常値は24mEq/dLです．これはとても大切なので，暗記しておきましょう．

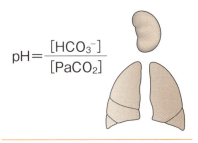

図1　$PaCO_2$とHCO_3^-の関係

2 pHは肺で，HCO_3^-は腎で調節される

　体内のCO_2量を主に制御しているのは，肺胞換気量でした．つまり，肺での換気が$PaCO_2$に影響を与えています．換気量が増えると血中のCO_2が減少し，反対に，換気量が減ると血中のCO_2は増加します．

　$PaCO_2$が肺で調節されるのに対し，HCO_3^-，つまり重炭酸イオンは腎で調節されています．そのため，pHの調整は肺と腎が担っていることになります．イメージとしては，肺という蛇口から$PaCO_2$，腎という蛇口からHCO_3^-がそれぞれ出され，そのバランスでpHが決まるという感じです（図2）．

　ここで一度，言葉を定義しておきます．「血液のpHが変化するということ」と「pHが変化するプロセス」は区別されています．

　pHが変化した血液のことを，「アシデミア」「アルカレミア」といい，その変化のプロセスのことを「アシドーシス」「アルカローシス」といいます．臨床では厳密にこれらは区別されているわけではありませんが，このように定義されていることは心にとめておいて下さい．

　pHの正常値は7.4です．pHが7.35未満の状態をアシデミア，7.45を超えた状態をアルカレミアといいます．血中のCO_2が上昇した場合（$PaCO_2$↑），先に示した式でわかるように分母が大きくなるので，pHは低下し，7.35未満になればアシデミアとなるということです．そして，このプロセスがアシドーシスとなります．

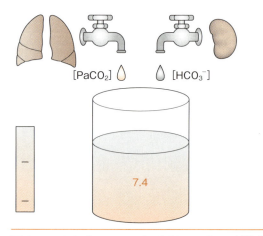

図2 PaCO₂とHCO₃⁻のバランスでpHが決まる

1. 呼吸性アシドーシス

PaCO₂の変化，つまり肺が関与してPaCO₂が上昇し，アシデミアを生じている状態（過程）を呼吸性アシドーシスとよびます（**図3**）．呼吸性アシドーシスは，前述のように主に肺胞換気量の減少によって引き起こされます．代表例としては，脳卒中などによる換気抑制が挙げられます．

人工呼吸管理下においては，呼吸回数や一回換気量の減少で起こりますし，鎮静薬・鎮痛薬の投与によっても起こります．

2. 呼吸性アルカローシス

反対に，PaCO₂が低下し，アルカレミアを生じている状態（過程）を呼吸性アルカローシスとよびます（**図4**）．

人工呼吸管理下においては，一回換気量の増加や呼吸回数過多で起こります．人工呼吸管理を開始して血液ガス分析を行うと，PaCO₂が低下し呼吸性のアルカレミアが起こっていることがよくあります．そ

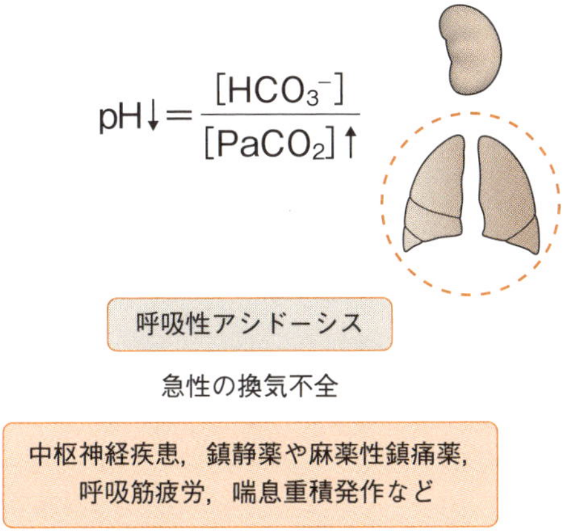

$$pH\downarrow = \frac{[HCO_3^-]}{[PaCO_2]\uparrow}$$

呼吸性アシドーシス

急性の換気不全

中枢神経疾患，鎮静薬や麻薬性鎮痛薬，呼吸筋疲労，喘息重積発作など

図3　呼吸性アシドーシス

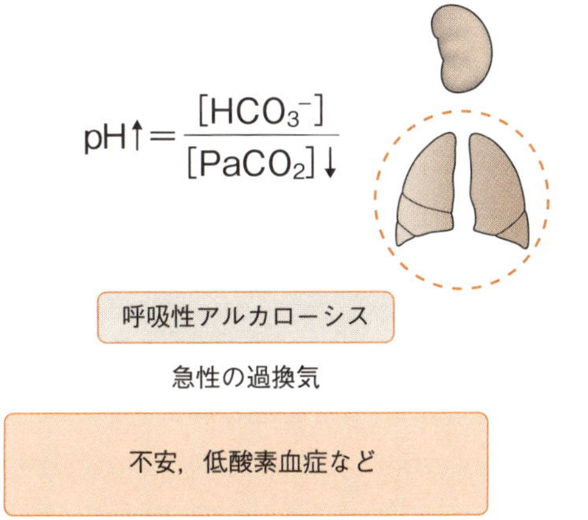

$$pH\uparrow = \frac{[HCO_3^-]}{[PaCO_2]\downarrow}$$

呼吸性アルカローシス

急性の過換気

不安，低酸素血症など

図4　呼吸性アルカローシス

の場合は医師に報告し，呼吸回数の設定を下げましょう．

　救急外来においては，パニック障害による過換気発作時にみられることがあります．

3. 代謝性アシドーシス

　CO$_2$の変化ではなく，血中のHCO$_3^-$が変化してアシドーシス，アルカローシスとなる場合も考えられます．

　このうち，アシドーシスを呈するものを代謝性アシドーシスとよびます（**図5**）．代謝性アシドーシスは，腎不全によるHCO$_3^-$低下でみられることがあります（実際は代償していることが多い）．また，下痢（HCO$_3^-$が排泄される），有機酸の増加（これはつまりH$^+$の増加．pHとはつまりH$^+$の増加であるため）でみられます．

　有機酸の増加の代表例としては乳酸アシドーシス，糖尿病性ケトアシドーシスがあります．乳酸アシドーシスは低酸素血症あるいは循環不全による嫌気性代謝，あるいはピルビン酸脱水素酵素の阻害（敗血症時に起こりうる）で起こります．とくに，組織で酸素化が適切に行われていないことを示す乳酸の増加は重要です．重症患者をみる際には，乳酸値の確認が必要です．

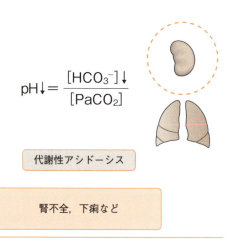

図5　代謝性アシドーシス

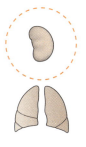

$$pH\uparrow = \frac{[HCO_3^-]\uparrow}{[PaCO_2]}$$

代謝性アルカローシス

嘔吐，利尿薬など

図6　代謝性アルカローシス

4. 代謝性アルカローシス

　HCO_3^-の変化によりアルカローシスを呈するものを代謝性アルカローシスとよびます（**図6**）．代謝性アルカローシスは，フロセミドなどの利尿薬の投与（通常，代償されている）で起こることがあります．その他，嘔吐（H^+が排泄されるため）などで起こるといわれています．

＊

　今まで説明した$PaCO_2$，あるいはHCO_3^-の変化によるpHの変化を一次性変化といいます．「一次性」ということは，二次性変化もあるということです．それについて以下で説明します．

3　生体はpHを保とうとする

1. 二次性変化

　今まで述べてきたことは単純な一次性変化についてです．しかし，実際の臨床では，もう少し複雑です．なぜなら，身体はpHの変化を察知すると，pHを元に戻そうと努力するためです．

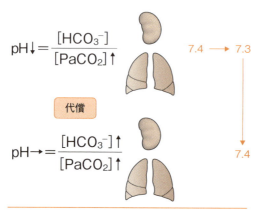

図7　生体の代償機構

　たとえば，$PaCO_2$が上昇するとアシデミアに傾くわけですが，ここでHCO_3^-も上昇したらどうでしょうか．両者が同じように上昇すれば，pHは変化しません．ここがとても重要なポイントです．pHとはあくまでも，「相対的」なもの，つまり比率の問題なので一方が上昇しても，もう一方が上昇すれば変化しないことになります．

　生体内では，$PaCO_2$が上昇すると，それを打ち消そうと，HCO_3^-が上昇します（**図7**）．一方，HCO_3^-が上昇すると，$PaCO_2$が上昇します．このような打ち消す変化を「代償」とよびます．これらの変化は正常であれば自然に行われます．この変化のことを二次性変化といいます．一度変化したpHを再度元に戻そうと$PaCO_2$，あるいはHCO_3^-が変化するため，このようによばれています．

2. 代償に要する時間

　これらの代償が完璧であれば，アシデミア，アルカレミアは即座に代償され問題にならないのですが，実際はそううまくいきません．

　まず，HCO_3^-は腎臓で調節されますが，この調節には時間がかかります．つまり，急に$PaCO_2$が変化しても，それを代償するには多少

の時間がかかるということです．ここが重要なポイントです．

　突然，脳出血を起こして換気が不十分になり，救急外来に運ばれてきた場合，$PaCO_2$が上昇しますが，まだ腎での代償機構は不十分であるため，最初はアシドーシスとなります．腎でのHCO_3^-のコントロールによる代償は，6〜12時間経ってから発現し，完全に代償されるまでには数日かかるといわれています．この患者も，$PaCO_2$が上昇したまま，しばらく経過するとHCO_3^-も上昇し，pHは正常域に戻ることになります．

　このように腎での代償には時間がかかるのですが，呼吸での代償は時間はかかりません．なんらかの理由で代謝性アシデミア，アルカレミアになった場合，すみやかに呼吸によって（つまり$PaCO_2$を変化させることによって）代償されます．

　代償は，患者の状態によっては行われないことがあります．たとえば，呼吸による代償は，鎮静薬や鎮痛薬，筋弛緩薬で呼吸が抑制されていれば正常に行われないかもしれませんし，腎での代償も，腎が障害されていれば正常に行われないかもしれません．

Advance ✈ 一歩進んだ知識

代償時間を利用した患者状態の推測

　呼吸性アシデミア，あるいはアルカレミアは腎で代償されますが，この腎での代償には時間がかかることを利用すれば，患者の$PaCO_2$の変化が急性なものか，慢性なものかを推測することができます．

　たとえば，呼吸不全で救急外来到着時に，$PaCO_2$が上昇しており，かつHCO_3^-も上昇しており，pHが正常域にあれば，その$PaCO_2$上昇は今始まったことではないと考えることができます．

Clinical Tips 臨床の要点とコツ

利尿薬による HCO_3^- 上昇への代償

利尿薬によって HCO_3^- が上昇し，代謝性アルカローシスが生じることは重要です．この HCO_3^- 上昇に対して，生体は $PaCO_2$ を上昇させることによって代償しようとします．

とくに人工呼吸器からのウィーニングの時期，利尿薬を投与してマイナスバランスにすることが多いのですが，そのとき，$PaCO_2$ の上昇が原因でウィーニングが中止されることがあります．

$PaCO_2$ の上昇が換気不全のためなのか（つまり本当にウィーニングできない），ただの代謝性アルカローシスの代償のためなのかを見抜かなければ，不必要な人工呼吸管理が継続されることになります．

Summary まとめ

- pHは主に HCO_3^- と $PaCO_2$ によって決定される．
- HCO_3^- は腎で，$PaCO_2$ は肺で調節される．
- pHの変化に対し，生体は変化を元に戻そうとする．

参考文献
1) Pasterkamp H et al：Respiratory sounds. Advances beyond the stethoscope. Am J Respir Care Med 156（3 Pt 1）：974-987, 1997

Quiz 応用問題に挑戦

1. $PaCO_2$ の正常値はいくつか．

2. HCO_3^- の正常値はいくつか．

3. 次の血液ガスを分析しなさい．

    a. pH 7.23
    b. PaO_2 120 mmHg
    c. $PaCO_2$ 60 mmHg
    d. HCO_3^- 25 mEq/dL

（　　）性（　　　　）

4. 次の血液ガスを分析しなさい．
   a. pH 7.23
   b. PaO_2 120mmHg
   c. $PaCO_2$ 40 mmHg
   d. HCO_3^- 16 mEq/dL

（　　）性（　　　　）

5. 47歳男性A氏は，脳梗塞のため本日ICUに入室した．入室時JCS II-10だったが，次第にJCS III-100に変化している．

あなたが受け持っている間に，だんだんと呼吸回数が少なくなっているような気がしたため，動脈血ガス分析を行ったところ，pHは7.25であった．

① A氏のアシドーシスは，何によるものか．

A氏の状態が変わらないまま，2日間が経過した．動脈血ガス分析を行うと，pHは7.4と正常である．

② A氏のpHは，どのような経過で正常値に戻っていると考えられるか．

解答・解説はp.266

第5章

水と電解質のアセスメントと管理

第5章　水と電解質のアセスメントと管理

1 体液管理の基本

Objectives
本項の目的
- 体重から水分量を算出することができる．
- 体重から細胞内液と細胞外液の水分量を算出することができる．
- 体重から循環血液量を算出することができる．
- 正常なin-out balanceを述べることができる．
- 侵襲時の体液の移動を述べることができる．
- 体液喪失時のバイタルサインの特徴を述べることができる．

1　細胞外液と細胞内液は1：2で分布している

　まずは，正常な人体ではどのように水分が分布しているのかを知る必要があります．成人の場合，体重の60％が水分といわれています．体重が50kgであれば，約30kg分が水分です．実際には性別や年齢によって水分量は異なるのですが，ここではざっくりと"水分は体重の60％"と覚えておいてください．
　そして，体内の水分は「細胞外液」と「細胞内液」に分けられます．細胞外液と細胞内液の量は1：2の割合で分布しています．この"1：2"という割合もとても大切なので，絶対覚えておいてください．

2　組織間液と循環血液は3：1で分布している

　体内の水分である細胞外液は，「組織間液」と「循環血液」に分けられます．つまり，細胞と細胞の隙間にある水分と，血管内にある水分で

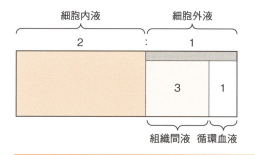

図1 細胞内液と細胞外液（組織間液と循環血液）の比率
各コンパートメントの比率は覚える必要がある．

す（**図1**）．
　この組織間液と循環血液の量の比率は3：1です．すなわち循環血液は細胞外液全体の1/4しか存在しない，というわけです．

3 循環血液量はどの程度か？

　細胞外液は身体全体の水分の1/3で（細胞内液：細胞外液＝1：2なので），そのうちの1/4が循環血液量です．そのため，循環血液量は1/3×1/4で体液のたった1/12ということになります．しかし，循環血液量こそが全身管理で重要になる「量」なのです．
　循環血液量を評価することがなぜ重要かというと，バイタルサインに直結するからです．この血液によって「血圧」というものが生み出され，脳，末梢組織での酸素化が行われるため，循環血液量の減少は生体にとって危機となります．
　具体的に，成人ではどのくらいの循環血液が存在しているのかをみてみましょう．
　前述のように，循環血液と組織間液の量は1：3で分布しています．体重に占める循環血液量の割合を計算してみると，全体の水分量が体重の60％，細胞外液量がそのうちの1/3，循環血液量がさらにそのうちの1/4ですので，

循環血液量＝体重×0.6×1/3×1/4≒体重×0.05

となります．「体重の5%が循環血液量である」と覚えておけばよいでしょう．具体的には，体重60kgの成人であれば，おおむね3Lが循環血液量です．"出血量が1L"というのは循環血液量の1/3にあたるので，かなり多いことが想像できると思います．

4 2つの仕切り——細胞内液と細胞外液，組織間液と循環血液

　細胞内液と細胞外液の電解質組成に関して復習していきましょう．細胞外液にはナトリウムが多く含まれるのに対し，細胞内液ではカリウムが多く含まれます．

　細胞内液と細胞外液は細胞膜という半透膜で仕切られており，特定の物質のみを通すことができるようになっています．この膜は，水は自由に出入りすることができますが，ナトリウムやカリウムは通り抜けることができません．つまり，ナトリウムやカリウムは細胞内液—細胞外液間を自由に行き来することはできないのです（**図2**）．

　たとえば細胞外液においてナトリウム濃度が高くなったとすると，細胞内液の水分が細胞外液に移り，見かけ上の細胞外液の濃度を保とうとします．濃度の異なる液体が半透膜によって仕切られている場合に，濃度の低いほうから高いほうへ溶液が移動する圧力を「浸透圧」といいます．少し難しいのですが，これは覚えるしかありません．

　一方，組織間液と循環血液の間にも仕切りが存在しますが，こちらは水分のみを通す細胞内液・外液間の仕切りとは異なり，水分も電解質も通します．しかし，血球は基本的には通しません（**図3**）．

　これらの2つの仕切り（細胞内液・外液間の仕切りと，組織間液・循環血液間の仕切り）の性質の違いは，輸液を考えるうえで重要となります．

1 | 体液管理の基本

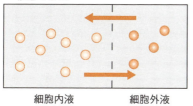

図2 細胞内液と細胞外液との仕切り

細胞内液と細胞外液
電解質は自由に移動できないが，水は移動できる．

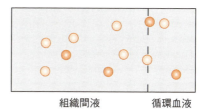

図3 組織間液と循環血液との仕切り

組織間液と循環血液
電解質も水も移動できる．

5 水分出納バランス±0は正常ではない

ヒトは，成人男性では1日約1,500mLの水分を摂取し，約1,000mLを尿として排泄します（**図4**）．このほか，通常計測できない代謝水，呼吸や汗で失われる水分（不感蒸泄）などが存在します．これらの目にみえない水分の出入りをすべて加味すると，1日あたり＋500mL程度が正常な水分出納（in-out balance）となります．

つまり，患者のバランスがもし0であれば，実際の患者の水分出納は，マイナスに傾いていることになります．

不感蒸泄は発熱などによっても大きく変化します．具体

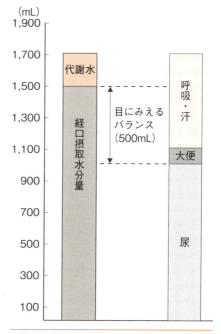

図4 水分のin-out balance
測定できないものもあるので，＋500mLで水分出納のバランスがとれていることになる．

的には，体温が1℃上昇することによって4mL/kg/日程度上昇します．実際の成人にあてはめると，計算上は体温が1℃上昇すると体重60kgで240mLの水分が必要になる計算となります．そのため，発熱時は正常時より240mL余分に水分が必要になり，＋500mLが正常なバランスではなくなります．

6 血圧よりも尿量と心拍数が循環血液量を表す

1．尿量

循環血液量の評価についてみていきましょう．まず重要となるのは尿量です．腎には循環血液量を調整する機能があります．つまり，循環血液量が減少すると尿量を減少させ，循環血液量の喪失を防ぐ機能があります．

腎機能に問題がないのならば（これはクレアチニンやBUNで評価できます），尿量の減少は循環血液量の減少を示すと考えてよいでしょう．ちなみに尿量の減少は老廃物を体内に貯留させるため0.5〜1mL/kg/時以上を確保する必要があります．通常，0.5mL/kg/時以下となった場合は医師への報告が必要です．

前述のように，腎は循環血液量が減少すると尿量を減少させ，循環血液量の喪失を防ぐのですが，この際，水分の再吸収を促進するという手法で尿量を少なくします．その結果，尿比重は高くなりますので，尿比重も循環血液量を示すと考えてよいでしょう（尿比重の基準値は1.007〜1.025）．

ただし，高血糖やタンパク尿でも尿比重は上昇するため，その点には注意が必要です（血糖値180mg/dL程度から尿中に糖が排泄されます）．

その他，意識が清明でない患者が多いICUでは忘れがちなのですが，患者の口渇といった自覚症状も重要な指標といえます．

in-out balanceからの循環血液量推測はよく行われる方法です．し

かし，クリティカルケア領域ではin-out balanceのみを指標に循環血液量を推定するには注意が必要です．なぜなら，クリティカルケア領域では水分はある特定のコンポーネント（たとえば細胞内液）にずっと貯留するわけではなく，侵襲，そして侵襲からの回復によって変化するからです（たとえば，サードスペースから水分が循環血液量に移動するように．これについては後述します）．

しかしながら，経験を積めばある程度水分移動が予測できますので，in-out balanceで循環血液量を予測することも可能になります．また，体重も有用な指標となりえます．

2. 心拍数

循環血液量をアセスメントする際，バイタルサインのなかでは心拍数がとくに重要となります．

循環血液量減少に対しては，血圧よりも心拍数が先に反応します．出血性ショックの患者に輸液を行っているときなどは，この心拍数が非常に重要であり，5〜10回／分の変化も見逃さないようにする必要があります．

実際，出血性ショックの患者に対し積極的に蘇生を行っている際，輸液の速度を遅くしたとたんに心拍数が上昇することはよくみられる現象です．

しかし，心拍数は特異性が低い（つまり，心拍数が上昇したからといって必ずしも循環血液量が減少しているわけではない）ことも事実です．よって，心拍数を変化させるほかの原因（疼痛など）がないかを同時に考える必要があります．

出血（これはつまり急激な循環血液量の減少です）の程度と，さまざまな指標の関係を**表1**に示しました．これをみると，心拍数は鋭敏ですが，それに対して血圧は循環血液量が30％程度失われないと低下しないことがわかります．そのため，決して血圧のみを循環血液量減少の早期発見の指標にしてはいけません．また，呼吸数は軽視されがち

表1　出血の程度とさまざまな指標の関係

	Class I	Class II	Class III	Class IV
循環血液量喪失%	<15%	15〜30%	30〜40%	>40%
脈拍（回／分）	<100	>100	>120	>140
血圧	正常	正常	低下	低下
呼吸数（回／分）	14〜20	20〜30	30〜40	>35
尿量（mL／時）	>30	20〜30	5〜15	<5
精神状態	不安	興奮	混乱	傾眠

American College of Surgeons Committee on Trauma：Trauma Evaluation and Management (TEAM)；Program for medical students, Instructor teaching guide, American College of Surgeons, 1999より改変

表2　各種外傷における出血量の推定

外傷	出血量の推定（mL）
血胸	1,000〜3,000
上腕骨骨折	300〜500
腹腔内出血	1,500〜3,000
骨盤骨折による後腹膜出血	1,000〜4,000
大腿骨骨折	1,000〜2,000
下腿骨骨折	500〜1,000

日本外傷学会，日本救急医学会監修：外傷初期診療ガイドラインJATEC，改訂第4版，p46，へるす出版，2012をもとに作成

ですが，比較的鋭敏な指標であることもわかると思います．ちなみに，循環血液量の30％とは，体重60kgの成人ではおおむね900mLの喪失にあたります．各種外傷における出血量の推定を**表2**に示します．

3．その他の指標

このほか，ICUではさまざまなカテーテルや機器を使用して循環血液量を推定することが試みられています．

たとえば，心臓に戻ってくる血液の量を推定できる中心静脈圧です．

さらに肺動脈楔入圧，心拍出量などが計測できるのであれば，ある程度信頼性のある指標といえるでしょう（詳細は第4章「●循環動態のアセスメント」参照）．

ちなみに，急性の出血ではヘモグロビン値は変化しません．ヘモグロビン値は濃度なので，絶対値として減少しても，濃度として薄まることがないためです（輸液などにより，時間が経つと薄まって減少する）．

7 侵襲時，循環血液量は減少し，回復期にリフィリングが起こる

先に述べたように，通常の状態で水分は細胞外液と細胞内液に分けられ，それは1：2の比率で分布しています．そして細胞外液は循環血液と組織間液に分けられ，それは1：3の比率で分布しています．

これらの分布は，侵襲によって変化します．侵襲時には，全体水分量を保持するために，水とナトリウムの貯留が起こります．そして，細胞外液がサードスペースとよばれる部分に移動し，細胞外液量は減少します（図5）．この移動は侵襲後数時間で最大になるとされ，その移動の大きさは侵襲の大きさと相関すると考えられています．

侵襲から回復する時期になると，非機能化された細胞外液の水分は，機能化細胞外液（つまり"いつもの"細胞外液）に戻ってきます．その結

①正常な細胞外液．
②侵襲により，細胞外液の一部が非機能化細胞外液（サードスペース）となる．循環血液量は減少する．
③輸液治療により，細胞外液は補充される．
④24～72時間後，サードスペースから循環血液に水分が移動するため，循環血液は増加する．
⑤元の状態に戻る．

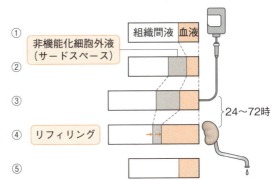

図5　侵襲時の体液移動（図は外液のみ）

Advance ✈ 一歩進んだ知識

侵襲時の細胞外液量減少

　正確には細胞外液量が減少するというよりも，細胞外液が役に立たない（非機能化）区画に移動します．

　よって細胞外液量が減少するというよりは"機能化"細胞外液量が減少するといったほうが正確です．

　また，「サードスペース」は概念であって，「どこ」といえるものではありません．

Clinical Tips 💡 臨床の要点とコツ

リフィリング期の循環血液量過多

　リフィリングの時期は要注意です．順調に尿が排泄されればよいのですが，そうでない場合は循環血液量過多になってしまいます．

　こうなると，場合によっては心不全，肺水腫になりかねません．そのため，この時期には尿量の観察とともに呼吸状態の細かな観察（SpO_2や呼吸音，自覚症状や気道分泌物の性状）も必要となります．

　また，それまでの輸液投与速度を見直す（具体的には投与速度を落とす）必要があります．

果，循環血液量は増加します．このことをリフィリング（refilling）といいます．

　循環血液量が増加することにより，結果的に尿量が増加するため，この現象を"利尿期"とよぶこともあります．しかしこの表現では，状態の回復による循環血液量の増加をあまり示しておらず，"リフィリング"のほうがわかりやすい表現だと思います．

8 ナトリウムは細胞外液の浸透圧を決定する

　ナトリウムは細胞外液の浸透圧を決定する重要な因子です．細胞外液のナトリウム濃度が上昇すると，その濃度を低下させるかのように細胞内液から細胞外液に水が移動します．

　反対に，細胞外液からナトリウムが失われると，水は細胞外液から細胞内液に移動し，結果としてナトリウム濃度は一定に保たれること

になります.

　実際には，このようなナトリウム濃度維持のメカニズムのみでなく，水分の摂取を促したり，腎臓での再吸収を調節したりすることによって，ナトリウム濃度は維持されています．

　高ナトリウム血症，低ナトリウム血症では神経症状が起こり，意識レベルの低下，痙攣が起こることがあります．低ナトリウム血症による神経症状は血中ナトリウム濃度が120〜125mEq/L程度から起こるといわれており，はっきりとした原因が不明な意識レベルの低下をきたした患者では，血中ナトリウム濃度を確認することは意義があることです．また，急激なナトリウム補正は中心髄鞘崩壊をまねくため，その補正はゆっくりと（0.5〜1mEq/時）行い，症状の軽快あるいは125mEq/Lを目標にします．

9　カリウムの異常は不整脈を誘発する

　私たちは血液検査のデータとしてカリウム濃度をみますが，実は血中カリウムは身体全体の0.004%のみです．

　急激な高カリウム血症は心筋に作用し，死をもたらします．そのため，絶対に急速な静脈内注射は行ってはいけません．

　カリウムは細胞内に多く含まれており，細胞が破壊されるとカリウムが血中に放出されるため，外傷や熱中症による筋崩壊で高カリウム血症を呈することがあります．

　さらに，腎不全では高カリウム血症になることが多いので，腎不全患者に対するカリウム投与は慎重を期す必要があります．

Clinical Tips 臨床の要点とコツ

細胞外から細胞内へのカリウムの移動

アルカローシス,インスリン,低体温はカリウムの細胞外から細胞内への移動において重要な因子となります(カリウムの細胞内の移動とは,血清カリウム値の低下を意味します).そのため,インスリンが多めに投与されている場合には,カリウム濃度に着目したほうがよいでしょう.また,脳低温療法や偶発性低体温による復温期にはカリウム濃度が上昇するため,それ以前のカリウム濃度が高い場合は注意が必要です.

インスリン投与時や復温期にはいつもよりこまめに血中カリウム濃度を確認します(通常,血液ガス分析と同時に測定できます).

高カリウム血症時には,インスリンがカリウムを細胞外から細胞内へ移動させることを利用して,インスリンの投与が行われることがあります(実際には低血糖を防ぐためにグルコースも同時に投与するところからG-I療法とよばれます).

反対に,アシドーシスではカリウムが細胞内から細胞外に移動し,高カリウム血症を呈します.前述のように,これは体内のカリウムが増加したのではなく,カリウムが移動しているだけです.

Summary まとめ

- 体内の水分は体重の約60%である.
- 細胞内液と外液は2:1で分布しており,組織間液と循環血液は3:1で分布している.
- 循環血液量は体重の約5%にすぎない.
- in-out balanceは+500mLが正常である.
- 侵襲時には機能的な細胞外液が減少し,結果として大量の輸液を必要とする.
- リフィリング期には循環血液量が増加する.
- 高・低カリウム血症は不整脈を誘発する.

Quiz 応用問題に挑戦

1. 体重80kgの成人の水分量は何L程度か.

2. 体重80kgの成人の細胞外液は何L程度か.

3. 体重80kgの成人の循環血液量は何L程度か.

4. 体重70kgの成人において0.5Lの循環血液量の喪失があった場合，体液の何%を喪失したことになるか．

5. 術後の患者．今日の水分出納バランスは0であった．この患者の実質の水分量は，前日と比較してどうなっているか．

   a. 増加
   b. 変わらない
   c. 減少

6. 前日から発熱している患者がいる．前日の体温は37℃程度だったが，今日は38℃である．輸液の量は前日と今日で変化していない．今日の水分出納バランスは，前日と比較してどのようになると予測されるか．

   a. プラスバランスへ傾く
   b. 変わらない
   c. マイナスバランスへ傾く

7. 200mLの循環血液量の喪失がある体重50kgの患者．血圧と脈拍はどのように変化していることが予測されるか．

   a. 血圧は低下，脈拍数は増加
   b. 血圧は変化なし，脈拍数は増加
   c. 血圧は低下，脈拍数は変化なし
   d. 血圧，脈拍ともに変わらない

8. 血清カリウム濃度が上昇する状態を選びなさい．

   a. インスリンの投与
   b. アシドーシス
   c. アルカローシス
   d. 濃厚赤血球の投与

解答・解説はp.266

第 5 章 水と電解質のアセスメントと管理

2 輸液療法
——循環血液量の維持

Objectives
本項の目的

- 細胞外液補充液と維持液の違いを述べることができる．
- 細胞外液補充液が投与された場合，そのうちどれだけが循環血液量の補充になるかを述べることができる．
- 5％ブドウ糖液が投与された場合，そのうちどれだけが循環血液量の補充になるかを述べることができる．
- 喪失した循環血液量の補充に，どの程度の細胞外液補充液が必要かを述べることができる．

輸液は看護師が処方するものではありませんが，患者に実施されている輸液とその効果，副作用などをモニタリングするのは看護師の役割です（処方する権限の有無と，役割は別のものです！）．そのため，輸液の知識はもちろん，その目的や効果の判定などに関する知識をもつ必要があります．

1 輸液にはそれぞれ目的がある

まずは成人に必要な水，電解質に関して考えてみましょう．成人は通常，1日1,500mL程度の水分を摂取します（摂取量は文献や体格などによって差があります）．**表1**に1日に必要な電解質を示します．これが，通常の絶食状態で補充する必要のある水，電解質です．「維持液」とよばれるソリタ®-T3やソルデム®3Aを1,500〜2,500mL投与すると，1日に必要な電解質をバランスよく供給できるようになっています．

もし，維持液ではなく，細胞外液補充液である乳酸化（酢酸化）リン

表1 成人の1日電解質必要量

ナトリウム (mEq)	50〜80
カリウム (mEq)	40〜60
カルシウム (mEq)	10
マグネシウム (mEq)	10
リン (mmol)	15

ゲル液を必要水分量（1,500mL）投与した場合は，1日にナトリウム195mEq，カリウム6mEqを投与することになり，非常にアンバランスになります．これは安定した成人の場合の必要水分量，電解質量です．

重症患者の場合は，とくに水を多量に補充する必要があることが多くなります．なぜなら，循環血液量が減少し，血圧低下，心拍数増加がみられる場合は，それらが安定するまで輸液（ときには輸血）を行うからです．循環血液量が大きく不足している状態では，「in-out balanceが……」などといってはいられません．循環が保てないと生命が保てなくなります．目標は循環動態の安定なので＋5,000mLだろうが，＋10,000mLだろうが必要な輸液（輸血）の投与を行うことになります．最優先は循環血液量の回復であることを忘れないようにしてください．

前項で述べたように，侵襲下の患者では静脈内に輸液として投与された水分はサードスペースに移動するため，循環動態を安定化させるにはかなりの量の輸液が必要となります．これらの過剰な水分は数日後リフィリングが起こると一気に血管内に移動し，順調であれば尿として排泄されます．

2 輸液は血管内に投与された後，血管内にとどまるわけではない

重症患者に対する輸液では，各区画（細胞内，組織間液など）での水の移動が特徴であるため，現在の各区画での水分量を予想し，必要な区画に適切に水分を補充する，ということが必要です．

輸液を行った場合，当然静脈内，区画でいえば循環血液に補充されるのですが，その後は水分はどのように移動するのでしょうか．

最初に述べたように，細胞内液と細胞外液の間では水は自由に移動することができます．そのため，ただの水を循環血液に補充した場合，水は細胞内・外に均等に広がることになります．ちなみに，実際の臨床では「水」を輸液として使用することはなく，5％ブドウ糖液というかたちで投与します．ブドウ糖は体内ですみやかに代謝されるため，結果としては水を循環血液に追加したことになります．

5％ブドウ糖を投与した場合，水は身体の水分の分布に従って分布します．300mLの5％ブドウ糖液が投与されたとしましょう．細胞外液と細胞内液は1：2の割合なので，300mL点滴された水のうち100mLが細胞外液にとどまります．細胞外液は，組織間液と循環血液が3：1で分布しているため，100mL中の1/4，つまり25mLが循環血液中にとどまります．全体でみると，細胞内液：組織間液：循環血液で8：3：1に分布します(**図1**)．

以上のことから，循環血液量の補充として，5％ブドウ糖液は非常に効率が悪いことがわかると思います．なにしろ，300mL入れても循環血液量の足しになるのは25mLのみなのです．

しかしその反面，細胞内には比較的多く水を補充することができます．

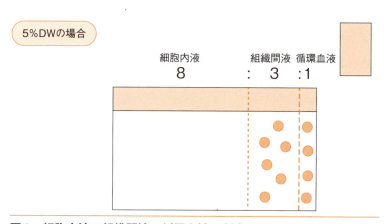

図1　細胞内液：組織間液：循環血液の割合

3 ナトリウム濃度が高い輸液は循環血液量の補充に適している

1. 細胞外液補充液

上述のとおり，水では循環血液量を十分に補充することができません．それでは，どのような輸液が循環血液量の補充に適しているのでしょうか．

キーワードは「ナトリウム濃度」です．ナトリウム濃度が細胞外液と同じ濃度であれば，細胞内液と細胞外液での水のやりとりは行われず，細胞外液にとどまるはずです．そこで，ナトリウム濃度がほぼ細胞外液と同じ生理食塩液を使用します．生理食塩液であれば，細胞外液の循環血液と組織間液の間でのやりとりだけですみます．

500mLの生理食塩液を投与した場合，細胞外液全体に500mLが投与されたことになり循環血液には1/4が残るため，計算上125mLが血管内に残ることになります（**図2**）．そのため，500mLの出血を補うためには2Lの生理食塩液ですむことになります．これをもし5%ブドウ糖液で補おうとすると，6Lも投与しなければなりません．

実際わが国では，通常は細胞外液と同等のカリウム，カルシウムを添加し，ナトリウム濃度を低下させた乳酸化リンゲル液が用いられる

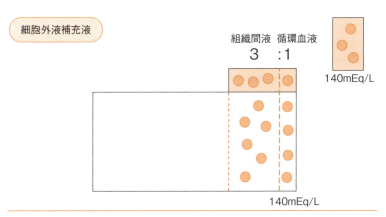

図2　細胞外液補充液

ことが多いと思いますが，基本的な考え方としては生理食塩液と同じです．これらを細胞外液補充液とよびます．

2. ナトリウム濃度の変化による補充区画の調整

臨床ではさまざまな状況があります．細胞外液も補充したいけど，細胞内液も少しは補充したい，などです．

どの区画にどの程度補充するかはナトリウム濃度を変化させることによって変えることができます．たとえば，輸液中のナトリウム濃度を生理食塩液の1/2にしたらどうなるでしょうか．その場合は，細胞外液補充液よりは細胞外液にとどまる水分は減りますが，その分細胞内液に移行する水分は多くなります．この輸液は細胞内液，細胞外液の両者を補充したい場合には有用となります．

さらにナトリウム濃度を低くすると，それだけ細胞内液が補充されることになります．これらは維持液とよばれます．**表2**に代表的な輸液をナトリウム濃度で分類したものを示します．

患者に投与されている輸液のナトリウム濃度をみれば，現在どのような目的で輸液が行われているのかがわかると思います．

表2 ナトリウム濃度で分けた各種輸液とその組成

分類	製品名	Na^+ (mEq/L)	K^+ (mEq/L)	Cl^+ (mEq/L)	Glucose (g/dL)
生理食塩液	生理食塩液	154	0	154	0
乳酸リンゲル液	ラクテック®	130	4	110	0
2/3生理食塩液	ソリタ®-T1	90	0	70	0
1/2生理食塩液	KN1A	77	0	77	0
1/3生理食塩液	ソリタックス®-H	50	30	48	12.5
1/4生理食塩液	ソリタ®-T3	35	20	35	4.3

ナトリウム濃度が低いほど，補充のターゲットは細胞内液になる．

Summary 📖 まとめ

- まずは循環血液量の確保を優先する.
- ナトリウム濃度が高い輸液は,主に循環血液の補充に使用される.
- 細胞外液輸液を投与しても,血管内には1/4程度しか残らない.

Quiz ❓ 応用問題に挑戦

1. 600mLの5%ブドウ糖液を投与した際,循環血液の補充となるのは何mLか.

2. 500mLの細胞外液補充液を投与した際,循環血液の補充となるのは何mLか.

3. 循環血液量を500mL喪失した場合,細胞外液補充液で喪失分を補おうとすると何mL必要となるか.

4. 循環血液量を500mL喪失した場合,5%ブドウ糖液で喪失分を補おうとすると何mL必要となるか.

解答・解説はp.267

第6章

鎮静と鎮痛，せん妄

第6章 鎮静と鎮痛，せん妄

1 鎮静と不穏

Objectives
本項の目的
- 鎮静の目的を理解できる．
- 鎮静のデメリットを列挙できる．
- 無鎮静，あるいは鎮静の中断の必要性が理解できる．

1 解決しなければならないもの——疼痛，不安/恐怖，幻覚/妄想

ICU患者の安楽を阻害する因子としては，不安や恐怖，疼痛，それに加えて幻覚や妄想が挙げられます[1]．簡単にいうと，鎮静は主に不安に，鎮痛は疼痛に対して行われます（後述しますが，鎮静は絶対に必要なものではありません）．

鎮静，鎮痛にせん妄を加えた3つの要素は，患者の"comfort（安楽）"を確保するうえで非常に重要となります．疼痛，不安／恐怖，幻覚／妄想は，本来はトータルでケアする必要がありますが，考え方としては切り離して扱うことによってわかりやすくなります．そのため，ここではあえてそれぞれを切り離して説明しますが，本来はお互いに絡み合っているものであるという視点を忘れないようにしてください．

2 鎮静は眠らせるために行うものではない

一般的に鎮静は，主に患者の不安を除去することによって安楽を維持し，不穏を防ぎ，酸素消費量を抑え，循環動態を安定させるために

行われます．もし鎮静が得られなくても，患者が安楽で，循環動態が安定していれば，鎮静薬は不要ということになります．

注意してほしいことは，ICUにおける鎮静は，決して患者を「眠らせる」ということが主な目的ではないということです．

したがって，安静が医学上必要なとき(たとえば開腹中)以外は，「眠っていないから鎮静の意味がない」や「眠っていないから鎮静薬を増量しよう」などと考えてはいけません．

鎮静によって，私たちは患者の管理が行いやすくなります．多くの医師や看護師は，気管挿管患者には鎮静薬が必要で，そうでなければ管理できないと誤って信じています．しかし，この思い込みは幻想です．すべてではありませんが，鎮静薬なしでも気管挿管患者はICUで過ごすことができます．

Clinical Tips 臨床の要点とコツ

トータルのケア

緩和ケアの領域で強く主張されているように，疼痛と不安や恐怖は密接に絡み合っています．不安があれば疼痛は強くなるかもしれませんし，疼痛が増すことにより不安が強くなることもあります．また，妄想や幻覚がこれらと絡んでいる可能性もあります．これらに対するケアには，最終的にはトータルな考え方が必要になります．

3 鎮静の弊害とその予防

鎮静の弊害としては，具体的には人工呼吸器との非同調，血圧低下，神経学的所見の見逃し，自発呼吸の減弱による呼吸器合併症，臥床が多くなることによる深部静脈血栓症などが挙げられます．

鎮静薬は長期間投与すると蓄積するため，同じ鎮静深度を維持しようとすると投与量が増加してしまいます．鎮静薬の投与量が増加すると，気管チューブの抜管前に鎮静を中断しても患者がなかなか覚醒しません．また，呼吸も抑制されるので，抜管までに時間を要するという状況に陥ります．

このような鎮静が及ぼす影響は，鎮静薬の種類によって程度が異なります．プロポフォールと比較するとミダゾラムは明らかに覚醒するまでの時間が長くなるだけではなく，せん妄や不穏が起こる可能性が高くなります．

　人工呼吸期間が延びれば延びるほど，人工呼吸器関連肺炎(Ventilator Associated Pneumonia：VAP)に罹患するリスクは増加します．

　鎮静の蓄積を回避するには，鎮静を1日1回中断し，毎日鎮静の必要性をアセスメントする方法があります．この鎮静の中断は"Daily Interruption of Sedatives(DIS)"や"Sedation Vacation", "Spontaneous Awakening Test（SAT）"とよばれています．Kressら[2]は通常どおりの鎮静管理を受ける群と，1日1回鎮静を中断し，覚醒を確認してから必要なだけの鎮静薬を投与する群に分け，人工呼吸期間やICU滞在日数などを比較しました．その結果，人工呼吸期間，ICU滞在日数は鎮静中断群で有意に短いことが示されています．

　人工呼吸管理中の鎮静管理は，1日1回鎮静を中断したり，鎮静はできるだけ浅く管理する，正確にいうと不必要な鎮静は行わない，という実践の推奨に加え，鎮静をそもそも行わないほうが人工呼吸期間やICU滞在日数が短縮するという結果が報告[3]されています（"No Sedation Protocol"とよびます）．

4 過量の鎮静薬により患者の"訴え""徴候"がみえにくくなる

　上述のようなデメリットのなかで，とくに看護師にとって重要なことは「鎮静薬はコミュニケーションを阻害する」ということです．つまり，患者に聞けばよいことを，聞けなくしてしまうのです．

　人工呼吸管理中の疼痛やさまざまな症状については，患者が鎮静されている状態では聞くことができません．鎮静を上手に回避することによって，患者の痛みや心配事を聞くことができます．看護師にとって，患者の情報を直接聞くことができるということは，とても重要なことです．

気管挿管されているからといって，鎮静を深めていくことは簡単です．患者が鎮静されていれば，さまざまな保清や体位変換も病院主導で行えますし，ナースコールを押されることもありません．業務としては楽になります．しかし，それでは看護師の職務として大事なことを忘れてはいないでしょうか．

Clinical Tips 臨床の要点とコツ

鎮静の中断

鎮静されている患者をみたら，鎮静を切ることはできないのか？　と常に考えるようにしましょう．できれば，一度鎮静を切ってみて，患者の状態がどうなるのかを観察しましょう．鎮静を切ると患者が大暴れしたりすることは，まれではありません．その場合は，鎮静を再開します．

ある程度患者の意識がしっかりしていたら，ていねいに今の状況を説明しましょう．患者は気管チューブをみることができないので，鏡を使って，どのような管が入っているのか，それがどのような意味があるのかを繰り返し説明しましょう（鎮静の中断が難しそうなら，鎮静を再開すればよいだけです）．患者がしっかりと自分の状況を理解することができれば，いきなり自己抜管したりはしません．身体抑制も不要です．このあたりの判断は，看護師の腕にかかっています．

鎮静を中断すると不穏になる場合は鎮静を再開しますが，再開したままにしてはいけません．次の日にも同様に鎮静の中断をトライしてみます．このような試みを繰り返していくと，不穏でなくなるときがきます（鎮静が長期間に及んでいるときほど，意識がクリアになるまでに時間がかかります）．

5 | 鎮痛をしっかりと

現在使用されている鎮静薬は主にプロポフォール，ミダゾラム，デクスメデトミジン塩酸塩です．これらの薬剤のうち，デクスメデトミジン塩酸塩を除き，直接の鎮痛作用はありません．

そのため，「鎮静」と「鎮痛」は分けて考えなければなりません．ICUの患者に対し「鎮痛」なしに「鎮静」のみを行うことは避けるべきです．鎮痛を行わずに鎮静を行うと，必要な鎮静薬の量は多くなってしまいます[4]．人工呼吸器装着中の患者では鎮静はルーチンに行われがちで

すが，ルーチンに行うものではありません．想像するよりも多くの気管挿管患者が鎮痛のみの管理（鎮静薬は投与しない）で苦痛を最小限にしながら過ごすことが可能です．

　考え方としては，気管挿管患者にはまず鎮痛を行い，それでも落ち着かなかったり，不穏であったりした場合は，十分に状況を説明して不穏の原因を除去できるかを検討します．それらを行っても状態が改善しないようであれば，鎮静薬の投与を行う，ということが大切だと思います．

6　目標鎮静深度は個々の患者で決定される

　適切な鎮静深度は，個々の患者にあわせて考えなければなりません．ある種の患者においては，深い鎮静が必要となることは事実です．たとえば鎮静が浅くなると循環動態に影響を与える場合や，重症呼吸不全で鎮静が浅くなると人工呼吸と同調しなくなる場合などです．しかし，その場合でも鎮静を深くしたままではなく，どのようになったら鎮静を浅くできるのかを常に考える必要があります．

　鎮静が浅くなると問題が生じるかどうかは，「やってみなければわからない」という側面もあります．やってみて，問題が生じそうであればあきらめる，ということも悪い方法ではありません．

7　Ramsay Scaleでは不穏の評価はできない

　適切な鎮静管理には，適切な評価が不可欠です．鎮静の評価法にはいくつかの方法があるのですが，意識レベルのスケールを用いてはいけません．すなわち，Japan Coma Scale（JCS）やGlasgow Coma Scale（GCS）を鎮静スケールとして使用してはいけません．なぜなら，先に述べたように鎮静の重要な目的は，意識レベルを下げることではなく，不安を除去することにあるからです．JCSやGCSには不安の評価項目はありませんので，鎮静の目的が達成されているかどうかの評

表1　Ramsay Scale

1	不安があり不穏を呈している．あるいは落ち着きがない．または両方
2	協力的で見当識があり，平穏
3	指示のみに従う
4	軽い眉間への刺激，あるいは大きな声に即座に反応
5	軽い眉間への刺激，あるいは大きな声にゆっくり反応
6	軽い眉間への刺激，あるいは大きな声に反応せず

価ができないのです．

多くの場合，鎮静の評価には専用の鎮静スケールが用いられます．鎮静スケールといえば，Ramsay Scaleが有名ですが[5]（**表1**），本来は臨床で鎮静深度を評価するために作成されたものではありません．

ちなみに，鎮静深度を確認する場合に眉間を軽くたたくことがありますが，これはこのRamsay Scaleで使用されている方法です．この広く使われているRamsay Scaleには大きな問題があります．それは，不穏をスケーリングできないことです．つまり，激しい不穏と，軽い不穏を区別できないのです．この欠点を補うために，いくつものスケールが開発されてきました．

たとえば，Sedation-Agitation Scale（SAS）は1994年にRikerら[6]が抗精神病薬であるハロペリドールの不穏に対する影響を評価するために作成したものです．このスケールでは不穏が3つに分類されており，不穏の程度を評価することができます．SASはその後改訂されて

Clinical Tips 臨床の要点とコツ

医師との鎮静深度についての話し合い

適切な鎮静深度に関しては，ベッドサイドにいる看護師の情報（鎮静が浅い状態でも不穏はなく，コミュニケーションがとれる，など）が非常に重要です．これらの情報をもとに医師と話し合いながら，患者の状態にあった深度に調節することが大切です．とくに，回診やカンファレンスはよい機会ですので，適切な鎮静深度に関して必ず話し合ってみるとよいでしょう．

表2　Sedation-Agitation Scale（SAS）

7	危険な不穏	気管チューブを引っ張る，カテーテルを抜こうとする，ベッド柵に上る，スタッフをたたく，転げ回る
6	高度な不穏	頻回の言葉による静止にかかわらず穏やかでない．抑制帯が必要であり，気管チューブを噛む
5	不穏	不安があり，軽い不穏がある，座ろうとする，言葉で静止すると穏やかになる
4	穏やか/協力的	容易に覚醒し，言葉による指示に従う
3	鎮静	覚醒が困難．声をかけるか軽くゆすると覚醒するがすぐに眠ってしまう，簡単な従命動作は行える
2	過剰鎮静	身体への刺激で覚醒するが，コミュニケーションがとれない．従命動作は行えない
1	覚醒せず	痛み刺激に対してもほとんど，あるいは，まったく反応がない．コミュニケーションがとれず，従命動作は行えない

おり[7]，現在，使用されているものは改訂後のものです[7]（**表2**）．

どの鎮静スケールを用いるのかはむずかしい問題ですが，Richmond Agitation-Sedation Scale（RASS）[8]は非常にすぐれたスケールで，近年広く使用されています（**表3**）．評価表に確認方法も一緒に記載されているため，評価者の手技によるばらつきが出にくく[9]，さらにアイコンタクトが可能かどうかを重要視していることが特色といえます．臨床では，開眼していても，ぼんやりしている患者と，しっかりと目を合わせることができる患者が混在しているため，このアイコンタクトは重要です．

Advance ✈ 一歩進んだ知識

Ramsay Scale の開発

Ramsay Scaleは，ICU患者の幅広い鎮静深度を臨床で評価するために開発されたものではなく，静脈麻酔薬であるalfaxalone/alfadolone（国内未承認）の鎮静コントロールに対する効果を検討するために作成されたものです．

つまり，研究用として開発されたのです．

表3 Richmond Agitation-Sedation Scale (RASS)

+4	闘争的	明らかに闘争的であり，暴力的；スタッフへの危険が差し迫っている
+3	高度な不穏	チューブ，カテーテルを引っ張ったりする．または，スタッフに対して攻撃的な行動がみられる
+2	不穏	頻繁に目的のない動きがみられる．または，人工呼吸器との同調が困難
+1	落ち着きがない	不安やおそれが存在するが，動きは攻撃的であったり活発であったりはしない
0	清明/穏やか	
−1	傾眠	完全に清明ではないが，10秒を超えて覚醒し，声に対し目を合わせることができる
−2	浅い鎮静	短時間（10秒に満たない）覚醒し，声に対し目を合わせることができる
−3	中程度鎮静	声に対してなんらかの動きがある（しかし，目を合わせることができない）
−4	深い鎮静	声に対し動きはみられないが，身体刺激で動きがみられる
−5	覚醒せず	声，身体刺激で反応はみられない

1. 患者を観察する．患者は覚醒し静穏か？（Score 0）
   患者は落ち着きがない，あるいは不穏とされるような行動がみられるか（Score +1〜+4, 上記のクライテリアの記述を参照）．
2. もし患者が覚醒していない場合，大きな声で患者の名前を呼び，開眼するように指示し，こちらをみるかを確認する．必要であれば再度行う．こちらを持続的にみるかを確認する．開眼し，アイコンタクトがとれ，10秒以上継続するのなら，Score −1．開眼し，アイコンタクトがとれるが，10秒以上継続しないのなら，Score −2．開眼するがアイコンタクトがとれないのならScore −3．
3. 患者が呼びかけに反応しないのなら，肩をゆする．それに反応しないのならば胸骨を圧迫する．患者がこれらに反応するのならば，Score −4．反応しないのならば，Score −5．

8 不穏はその原因を探ること

1. 不穏を引き起こす要因

不穏は，①暴力的で，②興奮した精神状態，と定義されます[10]．RASSでいうと，+3以上を不穏とよんでよいと思います．不穏は，自己抜管率を増加させ[11],[12]，ICU滞在日数の増加[13]などと関連しています．

不穏は，実に多様な要因で引き起こされます．薬物，不適切な鎮痛，低酸素血症，低血糖，アシドーシス，人工呼吸器との非同調，脳虚血などによって，あるいはこれらの組み合わせによって引き起こされます．鎮静薬ではベンゾジアゼピン系の鎮静薬，つまりミダゾラムで不穏を起こしやすくなります．ミダゾラムで数日間鎮静を行った後，鎮静を中断すると患者はたいてい暴れます．そのような患者の場合，私たちは付きっきりでみているしかないのです．

　不穏患者に対しては，鎮静薬の「早送り」が行われますが，その前に，不穏を起こす要因がないかをアセスメントする必要があります．つまり，不穏はなんらかの状態の変化を示している可能性があるため，それを先に評価する必要があるということです．もし，適切なアセスメントが行われる前に鎮静薬の増量が行われれば，重要な患者のサインである低血糖やアシドーシスなどを見逃すことになるかもしれません．

　また，鎮痛薬が少なく，疼痛で不穏を呈しているのかもしれません．この場合は，鎮静薬の増量ではなく，鎮痛薬の増量が正しい選択となるでしょう．

2. 要因のアセスメント

　不穏の要因がはっきりわからない場合でも，疼痛が疑われる（たとえば血圧，心拍数の上昇，苦痛様表情などが伴う）のであれば，鎮痛薬を増量して，それらがどのように変化するかを観察することができます．鎮痛薬投与後に血圧や表情などが落ち着けば，疼痛のために不穏であったと考えることができますし，変化がみられないようなら別の要因があるかもしれない，とアセスメントすることができます．つまり，「暴れている」という現象のみではなく，患者が何を訴えているのか（わからない場合も多々ありますが）を観察することが大切です．

　また，抑制を解除してみることも1つの方法です．これには2つの理由があります．1つは，抑制が不穏を引き起こすと考えられる例が多く存在すること，もう1つは患者の手の動きから，何か（たとえば腰

に手をもっていったり，どこかを掻いたり）を推測することができるためです．実際に，「抑制をはずしたら手を顔のほうにもっていったため驚いたが，実は経鼻胃チューブのテープが痒かっただけであった」というような例を数多く経験している人も多いのではないかと思います（当然ながら，顔にもっていく前に患者の手をつかみ，抑制したならば，「患者は顔が痒かっただけ」ということはわかりません）．

不穏を起こす薬物としては，ベンゾジアゼピン系，フェノバルビタールナトリウム，ドパミン塩酸塩，テオフィリン，非ステロイド抗炎症薬（NSAIDs）などが挙げられます．とくに目にするのは，ベンゾジアゼピン系の薬物による不穏です．ミダゾラム（ドルミカム®）を長期間投与した場合，退薬症状が出ることは広く知られています．そのため，突然ミダゾラムの投与を中止するような場合は，注意が必要です．

Clinical Tips 臨床の要点とコツ

ベッドからの起き上がり

多くの患者は腰痛を経験し，覚醒後に起き上がろうとします．この状況を示して"不穏"と判断することも多いのですが，医学的にヘッドアップが制限されていなければ，そのまま患者を起き上がらせてよいと思います．

人工呼吸管理を受けているということが，寝ていなければならない理由にはならないのです．状態によっては座ったり，歩いたりすることもできます．このあたりの判断が看護師の腕にかかっている部分ではないかと思います．

9 鎮静に使用される薬剤

1. ミダゾラム（ドルミカム®）

かつては一般的に使用されていた薬剤です．48〜72時間以上持続注入すると，抜管までの時間や覚醒までの時間が予測できないため，短期使用においてのみ推奨されますが，現実は長期間の投与も多くなされています．

前述しましたが、ミダゾラムは高率にせん妄や不穏を引き起こします。また、健忘作用があり、その作用はプロポフォールよりも大きいと思われます。つまり、いわれたことを忘れてしまうことが多くなります（そのため突然自己抜管したりすることがあります）。

プロポフォールとくらべて、バイタルサインに影響を与えにくいので、血圧が低下している患者に使用されます。投与量の減量や中断は不穏を引き起こすので、そのような場合はとくに患者から目を離してはいけません。

2. プロポフォール（ディプリバン®）

作用発現が迅速で、作用持続時間が非常に短い催眠薬です。一般的に、ミダゾラムと比較するとプロポフォールのほうが覚醒までの時間は短く、鎮静レベルのコントロールは行いやすいことが多いと思います。通常、投与を中断すると15〜60分以内に患者は覚醒します。溶媒として使用されている脂肪乳化剤が脂質代謝を障害することから、鎮静を目的としたプロポフォールの長期間の使用は限定されています。

循環抑制作用はミダゾラムよりプロポフォールのほうが強く、用量依存性に血圧を低下させるので、血圧の変化に注意が必要です。また、急速な静脈内注射は行ってはならないとされています。

プロポフォールは溶媒が細菌の増殖を促すことから、開封後は無菌的に扱うとともに、連続使用時は注入に用いているラインを12時間ごとに交換することが推奨されています。

3. デクスメデトミジン塩酸塩（プレセデックス®）

比較的新しい鎮静薬で、鎮痛作用ももっており、呼吸抑制がないとされています。そのため、抜管後にも使用されます。ミダゾラムとくらべてせん妄を予防するとされており[14]、せん妄患者に対して使用してみるのは1つのアイデアです。

基本的に，デクスメデトミジン塩酸塩はどんどん眠らせるという薬ではなく，イメージ的には"自然の眠り＋すぐに覚醒する"という感じです．適切に管理すると，閉眼しているが呼びかけると開眼し，普通にコミュニケーションがとれます．前述のように気管挿管患者は鎮痛薬のみでも覚醒し，不穏なく過ごすこともできますが，せん妄様だったり，落ち着きがないようであれば，この薬の使用を考慮してもよいのではないかと思います．

Clinical Tips 臨床の要点とコツ

ミダゾラムの健忘作用

　ミダゾラムの健忘作用は，看護上非常に重要です．実際に，看護師が伝える注意（気管チューブやラインを抜かないこと，など）に対して患者が何度もうなずいたため，理解していると思い目を離すと，その後しばらくしたら自己抜管されていた，という症例を私は何度もみています．これは，患者が注意に反して行った，というよりも，薬剤の作用により注意を忘れてしまったと理解するべきだと思います．

　鎮静薬のような薬剤には健忘作用があるので，患者は注意をすぐに忘れてしまうことを看護師は理解しておく必要があります．

Summary まとめ

- 鎮静とは眠らせることではない．
- すべてではないが，鎮静なしでも気管挿管のまま過ごすことができる．
- 深い鎮静は患者とのコミュニケーションを阻害する．
- 鎮静深度は個々の患者で決定する．
- 適切な鎮静深度は常に再評価される必要がある．
- RASSが最も有用なスケールであると思われる．
- 不穏を呈していると感じた場合，背後にある生理学的異常や疼痛，患者の訴えを確認する．

引用文献
1) Sessler CN et al：Multidisciplinary management of sedation and analgesia in critical care. Semin Respir Crit Care Med 22 (2)：211-226, 2001
2) Kress JP et al：Daily interruption of sedative infusions in critically ill patients undergoing mechanical ventilation. N Engl J Med 342 (20)：1471-1477, 2000
3) Strøm T et al：A protocol of no sedation for critically ill patients receiving mechanical ventilation: a randomised trial. Lancet 375 (9713)：475-480, 2010
4) Richman PS et al：Sedation during mechanical ventilation: a trial of benzodiazepine and opiate in combination. Crit Care Med 34 (5)：1395-1401, 2006
5) Ramsay MA et al：Controlled sedation with alphaxalone-alphadolone. Br Med J 2 (5920)：656-659, 1974
6) Riker RR et al：Continuous infusion of haloperidol controls agitation in critically ill patients. Crit Care Med 22 (3)：433-440, 1994
7) Riker RR et al：Prospective evaluation of the Sedation-Agitation Scale for adult critically ill patients. Crit Care Med 27 (7)：1325-1329, 1999
8) Sessler CN et al：The Richmond Agitation-Sedation Scale: validity and reliability in adult intensive care unit patients. Am J Respir Crit Care Med 166 (10)：1338-1344, 2002
9) 卯野木健ほか：成人ICU患者においてはどの鎮静スケールが有効か？―文献を用いた4つの鎮静スケールの比較．日本集中治療医学会雑誌　15 (2)：179-188, 2008
10) Management of the agitated intensive care unit patient. Crit Care Med 30 (12)：S97-S123, 2002
11) Woods JC et al：Severe agitation among ventilated medical intensive care unit patients: frequency, characteristics and outcomes. Intensive Care Med 30 (6)：1066-1072, 2004
12) Atkins PM et al：Characteristics and outcomes of patients who self-extubate from ventilatory support: a case-control study. Chest 112 (5)：1317-1323, 1997
13) Jaber S et al：A prospective study of agitation in a medical-surgical ICU: incidence, risk factors, and outcomes. Chest 128 (4)：2749-2757, 2005
14) Riker RR et al：Dexmedetomidine vs midazolam for sedation of critically ill patients: a randomized trial. JAMA 30 (15)：489-499, 2009

第6章 鎮静と鎮痛，せん妄

2 鎮痛

Objectives
本項の目的
- 疼痛評価を行うことができる．
- 先行鎮痛に関して説明することができる．
- フェンタニルの作用に関して説明することができる．

1 鎮痛の重要性

　ICUに入室する患者の多くは疼痛を感じており，とくに，気管吸引，体位変換に伴う疼痛が大きいとされています[1]．

　疼痛は患者の苦痛につながるのみではなく，交感神経の過剰反応を引き起こし，心拍数を上昇させ，心拍出量，心筋酸素消費量を増加させます．また，疼痛は睡眠を妨げ，せん妄を引き起こすおそれもあります[2]．さらに不穏の重要な要因の1つとなります[3]．

　患者が知覚する疼痛は，患者の精神状態，疼痛の予測，経験によっ

Clinical Tips 臨床の要点とコツ

タイムリーな疼痛管理

　疼痛の存在により痛覚の閾値が下がり，患者はよけいに疼痛を感じやすくなるといわれています．そのため，看護師は患者の疼痛知覚状態を適切，客観的にアセスメントし，できるだけタイムリーに疼痛管理を行わなければなりません（先行鎮痛，pre-emptive analgesia）．

　鎮痛薬に関してはあらかじめ予測指示をもらい，患者が疼痛を感じる時間を少しでも短くできるようにすることが必要です．

て異なり，患者は適切な疼痛管理を受ける権利を有するとされています[3]．

2 鎮痛はスケールを使用して管理する

　患者が疼痛を訴える場合，その疼痛の程度，場所，原因をアセスメントすることが重要です．さらに，それらを経時的に評価することが重要です．そのためには疼痛を数値で表すこと，つまり適切なスケールを使用することが大事になってきます．

　患者が質問に答えることができる場合は，Numeric Rating Scale (NRS)，あるいはVisual Analog Scale (VAS)が使用されます．NRSでは，治療前，あるいは今まで経験した疼痛のなかで最も強いものを「10」として，現在の疼痛のレベルを数字で示してもらいます．VASは疼痛の程度を10cmの直線上で示してもらうもので，示されたポイントの位置をmmで示します．特別な道具がない場合，定規で代用可能です．NRSはVASよりも理解が容易であり，道具も必要でないため，ICUにおける疼痛のスケールとして推奨されます．

　質問に答えることができない人工呼吸管理下や鎮静下の患者では，Behavioral Pain Scale (BPS)（**表1**）[4]が使用されます．

Clinical Tips 臨床の要点とコツ

疼痛の評価

　BPSは項目が多いため，若干煩雑であるという印象があります．また，BPSのみで評価すると，疼痛を過剰に大きく評価することがあるという印象もあります．たとえば，顔をしかめているため，「痛いのかな？」と鎮痛薬を増量してもなかなか改善しない，しかし，鎮静を浅くしてみると，患者は「痛みはない」と表現することは多々あります．

　患者の疼痛を評価する最も妥当な手段は，本人に聞く，ということです．そのためには，鎮静は浅く管理し，本人が疼痛を訴えることができる環境をつくることが重要になります．

表1　Behavioral Pain Scale（BPS）

	様子	Score
表情	穏やか	1
	少し緊張	2
	緊張（きつく目を閉じるなど）	3
	しかめっ面	4
上肢	無動	1
	少し曲げる	2
	大きく曲げ，指も曲げる	3
	常に縮んだ姿勢	4
人工呼吸器	問題なし	1
	咳きこむことはあるが，通常は問題ない	2
	咳きこんで人工呼吸器と同調しない	3
	換気が常にできない	4

Payen JF et al：Assessing pain in critically ill sedated patients by using a behavioral pain scale. Crit Care Med 29（1）：2258-2263, 2001 より引用

3　鎮痛薬の種類

　鎮痛の方法には，大きく分けて非薬物療法と薬物療法があります．
　前にも述べましたが，ICUの患者では腰痛を訴える患者が多く，そのような患者には，体位を整えたり，マッサージを行うことが重要です．

1．麻薬

　ICUでは鎮痛薬として麻薬（フェンタニルやモルヒネ塩酸塩）がよく使用されます．いずれの麻薬も強力な鎮痛効果を有しますが，腸蠕動を抑制し，胃残量増大を引き起こします．すべての麻薬は鎮痛が得られる濃度で呼吸抑制を引き起こします．たとえば，モルヒネ塩酸塩では鎮痛効果を発揮する濃度で$PaCO_2$は5 mmHg上昇するとされています．
　フェンタニルはほかの麻薬にくらべて即効性にすぐれ，作用持続時

間が短いことが特徴です．効果は1〜2分で現れ，約1時間作用するといわれます．強い鎮痛効果をもち，モルヒネ塩酸塩の1/100量で同等の鎮痛効果を示します．血行動態への影響は比較的少なく，重症患者に対して多用されます．

　また，フェンタニルは瘙痒感や血圧低下を引き起こすヒスタミン放出作用はありません．作用持続時間が短いため，持続投与を行い，必要時に追加投与を行う必要があります．気管挿管患者に対しては，気管挿管に伴う疼痛を抑えるために通常フェンタニルが使用されます．

　鎮静の項でも述べましたが，気管挿管患者には，鎮静薬よりも，まずは鎮痛薬を投与することが基本ですので，フェンタニルが投与されていない場合は，「あれ，鎮痛はどこから投与されているのかな」と考えてみてください．

2．非ステロイド抗炎症薬（NSAIDs）

　麻薬のほかには，非ステロイド抗炎症薬（NSAIDs）が比較的よく使用されます．NSAIDsがシクロオキシゲナーゼ（COX）を非選択的に阻害することによって，疼痛，発熱，炎症の原因となるプロスタグランジン産生を抑制し，鎮痛効果を発揮します．しかし，同時にトロンボキサンの産生を阻害し血小板凝集抑制作用を示すので，外傷患者には適さないこともあります．

　NSAIDsは副作用として，消化性潰瘍を引き起こすことがあります．また，喘息患者の約10％でNSAIDsによって喘息発作が誘発されるので，注意が必要です．さらに，術後患者や重症患者にNSAIDsを使用すると，末梢血管の拡張とともに血圧が低下する場合があります．そのため，循環血液量が減少している場合は注意してください．

　NSAIDsは軽〜中度の疼痛，とくに体動痛や創部痛に対して使用されますが，内臓痛，強い痛みの場合では有効ではありません．しかし，NSAIDsの併用によって麻薬の投与量を少なくすることができます．

Summary まとめ

- すべての患者において，疼痛の存在を評価する必要がある．
- 疼痛の評価を行う場合は，スケールを用いる必要がある．
- 鎮痛が行われている場合，その効果をスケールを用いて評価する．
- フェンタニルは気管挿管患者に対して標準的に用いられる薬剤である．
- フェンタニルには呼吸抑制作用があるため，呼吸数や深さ，$PaCO_2$に注意する．

引用文献
1) Puntillo KA et al：Practices and predictors of analgesic interventions for adults undergoing painful procedures. Am J Crit Care 11（5）：415-429; quiz 430-431, 2002
2) Jacobi J et al：Clinical practice guidelines for the sustained use of sedatives and analgesics in the critically ill adult. Crit Care Med 30（1）：119-141, 2002
3) Management of the agitated intensive care unit patient. Crit Care Med 30（12）：S97-S123, 2002
4) Payen JF et al：Assessing pain in critically ill sedated patients by using a behavioral pain scale. Crit Care Med 29（12）：2258-2263, 2001

Quiz 応用問題に挑戦

1. 鎮痛に関する以下の記述に関して，適切なものに○，不適切なものに×を入れなさい．
   - (　) a. 気管挿管中の患者に対する鎮静薬の第一選択はNSAIDsである．
   - (　) b. VASでは疼痛を0-10の範囲で示す．
   - (　) c. 気管挿管患者に対しては，鎮静よりもまず鎮痛薬の投与を考慮すべきである．
   - (　) d. フェンタニルが投与される場合，呼吸促進に注意する必要がある．

解答・解説はp.267

第 6 章　鎮静と鎮痛，せん妄

3 ICUにおける せん妄予防と評価

Objectives
本項の目的
- せん妄の中心的な症状を述べることができる．
- 人工呼吸患者に最も多いせん妄の種類を述べることができる．
- せん妄のスクリーニングツールを1つ述べることができる．
- ICUでのせん妄の重要な原因を述べることができる．

1　せん妄とは何か？

　せん妄は人工呼吸患者の主要な合併症の1つです．ICUに滞在している人工呼吸患者のうち80％以上の患者が発症する[1]という報告もあります（最近は鎮静薬の使用法も変化し，この数字よりも少ない印象です）．

　せん妄は，昔は「ICU症候群」といわれ，ICU特有の症状だと考えられてきました．しかし，ここ数年でこの考え方は見直され，(ICUという)環境の要因から，より患者の病態に焦点を当てた考え方がなされるようになりました．今では単に「せん妄」とよばれます．

　せん妄は「肺炎」のような疾患を示す名称ではなく，ある特定の症状が複数以上まとまった症候群を示しています．つまり，「肺炎」のような肺で起こっていること（感染，炎症）を示しているわけではなく，「咳」「発熱」「痰が出る」といった症状の集まりを示しているわけです．

　そのため，単にまとまって出現しやすい症状を集めて「せん妄」としている，ということであり，何かのメカニズムを示しているわけではありません．それは，「腹痛」という症状が，症状を起こすメカニズム

を示していないことと同じです（腹痛を起こす病態はたくさんありますね）. せん妄はおそらく, 患者によってさまざまなメカニズムで起こり, 特定のメカニズムが存在するわけではないのです.

1. せん妄の特徴

せん妄の主な特徴は「暴れる」「ラインを抜く」ということではなく,「急性に起こる認知機能の障害」です. とくに重要なことは, 注意を向けるという機能の障害です.

「注意」とは知覚を何かに集める機能のことです. 私たちは誰かと話しているとき, その人の言葉や仕草に「注意」しています. そのため, 近くでほかの人たちが大きな声で会話をしていても,「注意」があれば聞こえてくる音のなかから友人の話だけを無意識に取り出し, 会話を理解することができます. せん妄患者では, この「注意」が障害されています. つまり, 相手の話を理解したり, 記憶するということが難しくなります. せん妄患者に対し, 私たちが何度説明してもラインを抜こうとするのは, 私たちの説明を無視しているのではなく, せん妄の症状そのものなのです.

したがって,「不穏」だからといって「せん妄」とは限りません. 不穏でも, 注意力が障害されていなければせん妄ではありませんし, 不穏でない患者でも, 注意力が障害されていたらせん妄かもしれません.「不穏＝せん妄」ではないということです.

2. せん妄の分類

急性期の領域では, せん妄はその症状の現れ方によって3つに分類されます.「低活動型」「過活動型」, およびその「混合型」です[2]. 低活動型のせん妄は, いわゆるゴソゴソしたりといった不穏を呈するのではなく, 無関心や無気力, 傾眠といった症状を呈します. ただ注意力が障害されているという症状は低活動型・過活動型ともに共通してい

ます．ICUでせん妄とされる患者のほとんどは，低活動型のせん妄だとされています[3]．

せん妄というと，昼夜逆転，暴れる，自己抜管する，落ち着きがない，といった状態を想像しがちですが，必ずしもそうではないのです．そして，この多数を占める低活動型のせん妄を正しく発見することが大切です．

2 せん妄はなぜ重要か？

では，せん妄はなぜ問題になっているのでしょうか．いわゆる過活動型のせん妄は自己抜管などにつながるため，問題であることはわかりやすいと思います．それでは，低活動型はどうでしょうか．

いくつかの研究では，せん妄患者はそうでない患者と比較して，人工呼吸期間，在院日数が長く[4), 5)]，死亡率が上昇する[6), 7)]ことが指摘されています．ICUでは，せん妄は多臓器機能不全症候群（multiple organ dysfunction syndrome：MODS）の1つだと考えられています[2)]．つまり，肝不全や腎不全と同じように，脳に機能不全が出現した状態がせん妄であるというわけです．

せん妄をMODSの1つと考えるのならば，上述の研究結果はうなずける結果かもしれません．また，せん妄はICU退室後も継続する認知障害のリスクファクターであると考えられています[8)]．

3 せん妄をどのように評価するのか？

前述のように，せん妄は患者の予後に影響を与える因子だと考えられているのですが，ICUのスタッフがせん妄を判定することは困難です．とくに低活動型のせん妄を評価するのは困難です．

研究では，せん妄患者を正しくせん妄と判定する確率は40％以下で，低活動型のせん妄がとくに見逃されやすいとされています[9)]．

そこで，せん妄の評価は専用のスクリーニングツールを用いて行い

ます.ここでは最も頻用されているCAM-ICU(Confusion Assessment Method for the ICU)とICDSC(Intensive Care Delirium Screening Checklist)について説明します.

1. CAM-ICU

CAM-ICUは2001年にEly ら[1]により公表されました(**表1**).本ツールは気管挿管・人工呼吸器装着患者を対象に作成されており,言語的コミュニケーションがとれない患者に対して使用できるよう工夫がなされています.CAM-ICUは妥当性,信頼性が高く評価されています.

CAM-ICUを用いた評価は**図1**のように進めます.まずは,「急性の精神状態変化,あるいはその変動」をみます.これは,精神状態が急に変化した場合,陽性になります.また,RASS(Richmond Agitation-Sedation Scale,第6章「1 鎮静と不穏」参照)が24時間以内に変動していれば陽性となります.ICUの患者では,ずっとRASSが0ということはないでしょうから,ほとんどの場合で陽性となります.陰性であれば評価はここで終わりです.

次に「注意力の障害」をみます.これには,ASE(attention screen-

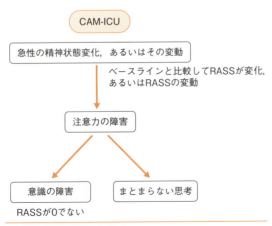

図1 CAM-ICUによるせん妄スクリーニング

表1 CAM-ICU

所見1. 急性発症または変動性の経過		ある	なし
A. 基準線からの精神状態の急性変化の根拠があるか？ 　　あるいは B. （異常な）行動が過去24時間の間に変動したか？　すなわち，移り変わる傾向があるか，あるいは，鎮静スケール（たとえばRASS），グラスゴー・コーマ・スケール（GCS）または以前のせん妄評価の変動によって証明されるように，重症度が増減するか？			

所見2. 注意力欠如	ある	なし
注意力スクリーニングテストAttention Screening Examination（ASE）の聴覚か視覚のパートでスコア8点未満により示されるように，患者は注意力を集中させるのが困難だったか？		

所見3. 無秩序な思考		ある	なし
4つの質問のうちの2つ以上の誤った答えおよび／または指示に従うことができないことによって証明されるように無秩序あるいは首尾一貫しない思考の証拠があるか？ 質問（交互のセット AとセットB）： セットA 　1. 石は水に浮くか？ 　2. 魚は海にいるか？ 　3. 1グラムは，2グラムより重いか？ 　4. 釘を打つのにハンマーを使用してもよいか？ セットB 　1. 葉っぱは水に浮くか？ 　2. ゾウは海にいるか？ 　3. 2グラムは，1グラムより重いか？ 　4. 木を切るのにハンマーを使用してもよいか？ 指示 1. 評価者は，患者の前で評価者自身の2本の指を上げてみせ，同じことをするよう指示する． 2. 今度は評価者自身の2本の指を下げた後，患者にもう片方の手で同じこと（2本の指を上げること）をするよう指示する．			

所見4. 意識レベルの変化		ある	なし
患者の意識レベルは清明以外の何か，たとえば，用心深い，嗜眠性の，または昏迷であるか？ （たとえば評価時にRASSの0以外である）			
意識明瞭	自発的に十分に周囲を認識する		
用心深い／緊張状態	過度の警戒		
嗜眠性の	傾眠傾向であるが，容易に目覚めることができる，周囲のある要素には気づかない．または，軽く刺激すると十分に認識する．		
昏迷	強く刺激したときに不完全に目覚める．または，力強く，繰り返し刺激したときのみ目覚め，刺激が中断するや否や昏迷患者は無反応の状態に戻る．		

CAM-ICUの全体評価（所見1と所見2かつ所見3か所見4のいずれか）：	はい	いいえ

日本呼吸療法医学会　人工呼吸中の鎮静ガイドライン作成委員会：人工呼吸中の鎮静のためのガイドライン．人工呼吸　24（2）：146-167, 2007より引用

ing examination) というテストを行います．CAM-ICUのコアとなる部分はこのASEです．具体的には，次の10の数字を読み上げ，"1"で手を握ってもらいます．

　　　　　2 3 1 4 5 7 1 9 3 1

"1"で手を握らなかった場合，あるいは"1"以外の数字で手を握ってしまったら間違いということになり，3回以上間違えたら注意力の障害あり，と考えます．

　次に，「意識の障害」あるいは「まとまらない思考」に進みます．どちらを行ってもよいのですが，一般的には「意識の障害」が行われます，これは簡単でRASS 0でなければ陽性となります．まとまらない思考では，いくつかのクイズに答えてもらいます．CAM-ICUはインターネット上でマニュアルがあるので，それを参照するとよいでしょう．

2. ICDSC

　CAM-ICUのほかには，ICDSCがあります（**表2**）[11]．これは挿管患者に限らず非挿管を含むICU患者全体を対象として作成されたツールです．患者の協力を必要とせず，自分の勤務帯での患者の様子をチェックするだけなので，より簡単に行えます．

4 せん妄のリスクファクター[13]

　ICUにおけるせん妄のリスクファクターとしては，さまざまなものがありますが，宿主要因，疾病要因，医原性／環境要因の3つに分類することができます．

1. 宿主要因

　宿主要因とは，患者がもともともっている要因です．年齢や認知障害などが挙げられます．高齢者ほどせん妄になりやすく，また，もともと認知障害がある患者はせん妄になりやすいということです．

　年齢に関していえば，70歳を超えるとせん妄になるリスクは急激に増加します[14]．

表2 ICDSC

このスケールはそれぞれ8時間のシフトすべて、あるいは24時間以内の情報に基づき完成される.
明らかな徴候がある＝1ポイント；アセスメント不能，あるいは徴候がない＝0で評価する.

1. **意識レベルの変化** (A)反応がないか，(B)なんらかの反応を得るために強い刺激を必要とする場合は評価を妨げる重篤な意識障害を示す．もしほとんどの時間(A)昏睡あるいは(B)昏迷状態である場合，ダッシュ(－)を入力し，それ以上評価を行わない． (C)傾眠あるいは，反応までに軽度ないし中等度の刺激が必要な場合は意識レベルの変化を示し，1点である． (D)覚醒，あるいは容易に覚醒する睡眠状態は正常を意味し，0点である． (E)過覚醒は意識レベルの異常と捉え，1点である．	＿＿点
2. **注意力欠如**；会話の理解や指示に従うことが困難．外からの刺激で容易に注意がそらされる．話題を変えることが困難．これらのうちいずれかがあれば1点．	＿＿点
3. **失見当識**；時間，場所，人物の明らかな誤認．これらのうちいずれかがあれば1点．	＿＿点
4. **幻覚，妄想，精神異常**；臨床症状として，幻覚あるいは幻覚から引き起こされていると思われる行動(例えば，空を掴むような動作)が明らかにある．現実検討能力の総合的な悪化．これらのうちいずれかがあれば1点．	＿＿点
5. **精神運動的な興奮あるいは遅滞**；患者自身あるいはスタッフへの危険を予防するために追加の鎮静薬あるいは身体抑制が必要となるような過活動(例えば，静脈ラインを抜く，スタッフをたたく)．活動の低下，あるいは臨床上明らかな精神運動遅滞(遅くなる)．これらのうちいずれかがあれば1点．	＿＿点
6. **不適切な会話あるいは情緒**；不適切な，整理されていない，あるいは一貫性のない会話．出来事や状況にそぐわない感情の表出．これらのうちいずれかがあれば1点．	＿＿点
7. **睡眠/覚醒サイクルの障害**；4時間以下の睡眠，あるいは頻回な夜間覚醒(医療スタッフや大きな音で起きた場合の覚醒を含まない)．ほとんど1日中眠っている．これらのうちいずれかがあれば1点．	＿＿点
8. **症状の変動**；上記の徴候あるいは症状が24時間のなかで変化する(例えば，その勤務帯から別の勤務帯で異なる)場合は1点．	＿＿点
	合計点 ＿＿＿＿

Bergeron, N., Dubois, M., Dial, S., & Skrobik, Y. (2001). Intensive Care Delirium Screening Checklist: evaluation of a new screening tool. Intensive Care Medicine, 27(5), 859-864.
著者の許可を得て作成．

作成者：筑波大学附属病院　卯野木健，櫻本秀明，筑波大学医学医療系　水谷太郎

2. 疾病要因

　　疾病要因とは，患者の疾病に関する要因で，敗血症や低酸素血症，疾病の重症度などはせん妄と関連することが示されています．敗血症に起因する全身の炎症反応は脳にも影響を及ぼすとされ，低酸素血症

や低血糖，アシドーシスも脳の機能を低下させ，せん妄を誘起すると考えられます．したがって，せん妄を発見したときに，単に行動面に着目するのみでなく，身体の異常，たとえば敗血症になりかかっている，アシドーシス，低血糖などを考えることはとても重要なのです．

このようなことからせん妄を意識，血圧，脈拍，呼吸数，体温に次ぐ第6のバイタルサインとよぶ人もいます．

3. 医原性／環境要因

医原性とは，治療や検査などに関連した要因です．ICUのせん妄を考えるときに必ずおさえておいてほしいのは，薬物に関連するせん妄です．

さまざまな薬物がせん妄を引き起こすことが報告されていますが，とくに重要なのは鎮静薬です．そのなかでも，ベンゾジアゼピン系の鎮静薬はせん妄を引き起こしやすいと考えられています．同じ鎮静薬でもデクスメデトミジン塩酸塩はベンゾジアゼピン系の鎮静薬であるミダゾラムと比較し，有意にせん妄を減少させることがわかっています[15]．このほか，抗コリン薬はせん妄を引き起こす薬剤として有名です．

環境要因も重要な役割を担っていると考えられますが，ICUにおいて環境要因がせん妄にどのように結びついているかはまだ明らかではありません．しかし，できるだけ安楽に，そしてメリハリのある環境づくりは重要であると推測されます．

5 せん妄の予防

せん妄予防の基本は，リスクファクターを取り除くことです．せん妄の要因を3つの分類（宿主，疾病，医原性／環境）に分けましたが，宿主や疾病そのものを取り除くことは困難です．そこで，医原性／環境要因が注目されます．

まずは，せん妄の要因となっている薬物を見つけ，本当に必要なの

かを考えることが重要です．人工呼吸管理中の患者の場合，鎮静が原因となっていることが非常に多いため，まずは，鎮静薬の投与量を少なくすること，ベンゾジアゼピン系の鎮静薬を避けることによってせん妄を予防します．

　理学療法，作業療法を含む早期からのリハビリテーションは，せん妄の期間を短縮することが知られています[16]．これらのリハビリテーションを効果的に行うには，患者が覚醒している必要があるので，鎮静を浅くし，あるいは鎮静を中断することが重要になります．

　ICUではエビデンスのある知見は得られていませんが，一般病棟の高齢者に対する研究では，睡眠を促進するようなケアや認知機能を維持するような訓練，眼鏡や補聴器を使うといった取り組みがせん妄予防に効果を上げています．この知見がICUでのせん妄に対して，どの程度効果があるのかは現在のところ不明です．

6　身体抑制は「負け」か？

　個人的な話ですが，あまり抑制を率先して行うことは好きではありません．人道上の理由，せん妄を助長させる可能性があることのほかに，看護師として負けを認めたような気になります．

　もちろん，ICUや救急では身体抑制が必要なことは多々あります．代表的なものは，患者，医療者の安全が保てない場合です．ただ，抑制が不穏を助長するおそれがあるため，このあたりの見極めは経験が必要です．

　身体抑制に関しては，抑制を実施する前にほかの方法を検討し，試してみることが重要だと思います．包帯やカテーテルを引っ張るのは不快感が強いためかもしれませんし，起き上がろうとするのは腰が痛いためかもしれません．すぐに抑制を行うのではなく，問題となる行動の背後にある意味を知ろうとすることが重要です．

　身体抑制は，通常信じられているほど効果的ではありません．その証拠として，自己抜管した患者のうち半数以上は身体抑制を受けてい

ます[17]．思い出してみてください．自己抜管した患者は抑制されていませんでしたか？

中枢神経に障害がある患者を除けば，抑制が必要になる理由は鎮静薬によるものが多いと感じています．気管挿管されている患者は，苦しいので無意識に気管チューブを抜いてしまうかもしれません．そのため，意識があっても抑制が必須だととらえる考え方もありますが，私は違うと思います．

重要なことは，患者が鎮静から覚醒していることと，意識がクリアで自身の置かれている状況をきちんと理解していることなのです．そのような患者は，気管チューブを苦しがることはあっても，いきなり抜くことはほとんどありません．むしろ中途半端に鎮静されているほうが予想外の行動をとり，自己抜管しやすいのではないでしょうか．

Summary　まとめ

- せん妄の中心的な症状は不穏ではなく，注意力の障害である．
- 人工呼吸器装着患者では低活動型のせん妄が多い．
- CAM-ICUやICDSCが一般的に使用されるせん妄スクリーニングツールである．
- 鎮静はせん妄の重要な要因である．

引用・参考文献
1) Ely EW et al：Delirium in mechanically ventilated patients: validity and reliability of the confusion assessment method for the intensive care unit (CAM-ICU). JAMA 286 (21)：2703-2710, 2001
2) Pun BT et al：The importance of diagnosing and managing ICU delirium. Chest 132 (2)：624-636, 2007
3) Pandharipande P et al：Motoric subtypes of delirium in mechanically ventilated surgical and trauma intensive care unit patients. Intensive Care Med 33 (10)：1726-1731, 2007
4) Ely EW et al：The impact of delirium in the intensive care unit on hospital length of stay. Intensive Care Med 27 (12)：1892-1900, 2001
5) Thomason JW et al：Intensive care unit delirium is an independent predictor of longer hospital stay: a prospective analysis of 261 non-ventilated patients. Crit Care 9 (4)：R375-R381, 2005
6) Ely EW et al：Delirium as a predictor of mortality in mechanically ventilated patients in the intensive care unit. JAMA 291 (14)：1753-1762, 2004
7) Lin SM et al：The impact of delirium on the survival of mechanically ventilated

patients. Crit Care Med 32 (11) : 2254-2259, 2004
8) Hopkins RO et al : Long-term neurocognitive function after critical illness. Chest 130 (3) : 869-878, 2006
9) Spronk PE et al : Occurrence of delirium is severely underestimated in the ICU during daily care. Intensive Care Med 35 (7) : 1276-1280, 2009
10) Soja SL et al : Implementation, reliability testing, and compliance monitoring of the Confusion Assessment Method for the Intensive Care Unit in trauma patients. Intensive Care Med 34 (7) : 1263-1268, 2008
11) Bergeron N et al : Intensive Care Delirium Screening Checklist: evaluation of a new screening tool. Intensive Care Med 27 (5) : 859-864, 2001
12) Plaschke K et al : Comparison of the confusion assessment method for the intensive care unit (CAM-ICU) with the Intensive Care Delirium Screening Checklist (ICDSC) for delirium in critical care patients gives high agreement rate(s). Intensive Care Med 34 (3) : 431-436, 2008
13) Pandharipande P et al : Delirium: acute cognitive dysfunction in the critically ill. Curr Opin Crit Care 11 (4) : 360-368, 2005
14) Pandharipande P et al : Lorazepam is an independent risk factor for transitioning to delirium in intensive care unit patients. Anesthesiology 104 (1) : 21-26, 2006
15) Riker RR et al : Dexmedetomidine vs midazolam for sedation of critically ill patients: a randomized trial. JAMA 30 (15) : 489-499, 2009
16) Schweickert WD et al : Early physical and occupational therapy in mechanically ventilated, critically ill patients: a randomised controlled trial. Lancet 373(9678): 1874-1882, 2009
17) Tung A et al : The relationship of sedation to deliberate self-extubation. J Clin Anesth 13 (1) : 24-29, 2001

Quiz ❓ 応用問題に挑戦

1. せん妄の中心的な症状を選びなさい．

   a. 幻覚
   b. 妄想
   c. 注意力の障害
   d. 不穏

2. ICUにおいて，最も多いせん妄の種類はどれか．

   a. 過活動型せん妄
   b. 低活動型せん妄
   c. 混合型せん妄

3. せん妄に関する以下の記述のうち，適切なものに○，不適切なものに×を入れなさい．

   (　) a. 無関心は低活動型せん妄の症状の1つである．
   (　) b. 高齢はせん妄のリスクファクターである．
   (　) c. 鎮静薬が原因でせん妄状態となっている場合は「せん妄」ではない．
   (　) d. ICU症候群はICUで起こるせん妄様の症状である．
   (　) e. 早期リハビリテーションはせん妄予防に効果があると考えられている．

解答・解説はp.267

第7章

酸素療法と人工呼吸によるサポート

第 7 章 酸素療法と人工呼吸によるサポート

1 酸素療法

Objectives
本項の目的
- 酸素投与法の種類とそれぞれの長所，短所を説明することができる．
- 低流量式と高流量式の違いに関して説明することができる．

1 酸素療法には，低流量式と高流量式がある

　酸素を投与することによって，肺胞内の酸素分圧を上昇させ，動脈血中に多くの酸素を移行させることができることが期待されます．酸素の投与方法は，鼻または口元への気体の供給方法によって，

　　低流量式（low flow）
　　高流量式（high flow）

に分けることができます．これらは厳密に知る必要はありませんが，それぞれの特徴に関して知っておくと，患者の呼吸状態を評価するときに便利です．

　前者には経鼻カニューラ，フェイスマスク，リザーバーマスクがあり，後者にはベンチュリーマスクなどがあります．

2 低流量式では，実際に吸入する酸素濃度は呼吸の状態により変化する

　低流量式では，患者は供給装置から供給される酸素と，外（マスク外）から流入する空気の混合気を吸入することになります．

つまり，患者の息を吸う速度によって酸素濃度が変化することになります．速く息を吸う場合，投与されている酸素以外の空気を多量に吸うことになるため，酸素濃度は低下します．反対に，ゆっくりと息をしていれば，マスク外から吸入する空気の量は少なくなるので，酸素濃度は高くなります．

正常な呼吸数，パターンにおける各酸素投与法での酸素濃度を**表1**に示します．これらは，おおまかな参考値であって，実際は異なる可能性があることに注意してください．たとえば，呼吸が速い場合は酸素濃度は低くなります．呼吸不全の患者は呼吸が速くなるので，患者が吸入している酸素濃度は考えているよりも低くなっているかもしれません．

経鼻カニューラは，通常4〜5L/分以下の低流量で用いられます．装着時の患者の違和感が少なく，食事をとることもできますが，鼻の中が乾燥してしまうので高流量の酸素を投与することはできません．また，患者が口呼吸の場合は思いどおりに酸素を吸入できません．

反対に，リザーバーマスク（**図1**）は最も高濃度の酸素を投与することができます．前述のように，低流量式酸素投与法では吸気時にマスク外から室内気を吸入してしまうことが酸素濃度が低下する一因なの

表1 正常な呼吸数，パターンにおける各酸素投与法での吸入気酸素濃度（F_IO_2）

デバイス	酸素流量（L/分）	酸素濃度
経鼻カニューラ	1	0.24
	2	0.28
	3	0.32
	4	0.36
フェイスマスク	5〜6	0.40
	6〜7	0.50
	7〜8	0.60
リザーバーマスク	6	0.60
	7	0.70
	8	0.80
	9	0.80〜1.00
	10	0.80〜1.00

F_IO_2：fraction of inspired oxygen

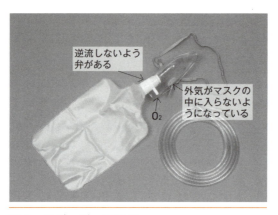

図1 リザーバーマスク
最も高濃度の酸素を投与可能である．

ですが，リザーバーマスクは室内気から吸入する代わりに，リザーバー内の酸素を吸入するようにつくられています．マスクの両側の孔は，室内気をマスク内に引き込まないよう一方弁になっています．リザーバーはいつもある程度膨らんでいなければならないので，マスクを患者に装着する前にリザーバーを膨張させます．リザーバー内の気体を吸っていると，リザーバーが膨らんだり萎んだりする様子がみえると思います．そのことは問題ないのですが，リザーバーが萎んだままになっている場合は，患者の要求する吸いたい量に対して，酸素の供給量が少ない状態なので，酸素投与量を上げる必要があります．

フェイスマスクでは，マスク内の空間がリザーバーの役目を果たします．しかし，リザーバーとくらべて容量が少ないため，室内気を吸入せざるをえません．

3 高流量式では，酸素濃度の変化が起こりにくい

高流量式は，低流量式の欠点であった酸素濃度が患者の状態（呼吸の速さや深さ）によって変わってしまう，という問題と，再呼吸の問題を考慮したシステムになっています．吸入気酸素濃度（fraction of

Advance ✈ 一歩進んだ知識

酸素マスク内の二酸化炭素

　酸素流量が少ないと二酸化炭素を含んだ呼気がマスク内に残るため、CO_2を再呼吸してしまうことがあります．

　そのため、マスク内の二酸化炭素を酸素で"飛ばして"しまわなければなりません．そのためには最低5L/分の流量が必要です．

---

inspired oxygen：F_IO_2）が一定の値に定められることにより、動脈血ガス分析でのP/Fの計算など、より呼吸状態の評価が正確に行えます．

　ベンチュリーマスクでは、酸素はマスクの入り口で細い孔を通過することによって高速になり、ベルヌーイ（Bernoulli）の原理に従って室内気を引き込みながら患者に達します（**図2**）．

　マスクの入り口のポートを変えて酸素が通る孔の大きさを変えることにより、酸素の流入スピードと引き込む室内気量が変化します．ポートは投与したい酸素濃度によって分けられています．

　ベンチュリーマスクは高流量の気体を投与し、安定した酸素濃度を保つことを目的としているため、厳密に酸素濃度を管理しなければならない慢性閉塞性肺疾患（chronic obstructive pulmonary disease：

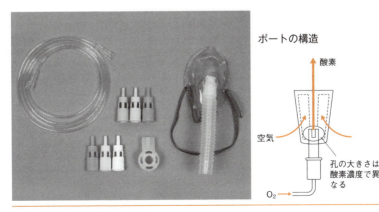

図2　ベンチュリーマスク
ポートを変えることにより、酸素濃度の設定が可能である．

COPD)患者にも使用されます．

　しかし，酸素濃度を上昇させようとするとポートの孔を大きくしなければならず，そうなると酸素流入を高速にすることができないため，引き込む室内気量が減少し，全体の供給流量が減少します．

　そうなると低流量式と同様，患者の状態によって酸素濃度が変化することになります．そのため，酸素濃度の設定は50％が上限となります．

Advance ✈ 一歩進んだ知識

ベンチュリーマスクの酸素濃度と酸素流量

　理論上，酸素濃度28％のポートで68L/分の気体が供給されます．
　この流量は，基本的に一回換気量0.5L，呼吸回数20回／分の患者において十分な流量であり，この患者はほぼ正しく酸素濃度28％の気体を吸入することができます．

Summary 📖 まとめ

- 酸素投与法には経鼻カニューラ，フェイスマスク，リザーバーマスク，ベンチュリーマスクが主に使用される．
- 高流量式ではおおむね酸素濃度が一定であるが，低流量式での酸素濃度は患者の呼吸によって変化する．

Quiz ❓ 応用問題に挑戦

1. 以下の酸素投与法のうち，高流量式であるものを選びなさい．
   a. 経鼻カニューラ
   b. リザーバーマスク
   c. フェイスマスク
   d. ベンチュリーマスク

2. 高流量式と低流量式の違いを，「酸素濃度」という言葉を用いて述べなさい．

3. 酸素投与に関する以下の記述のうち，適切なものに○，不適切なものに×を入れなさい．
   (　) a. 低流量式では，患者の吸入気酸素濃度は常に一定である．
   (　) b. フェイスマスクは2L/分から使用することができる．
   (　) c. フェイスマスク3L/分のとき，患者の吸気流量が上昇すると吸入気酸素濃度は低下する．
   (　) d. リザーバーマスク使用時，リザーバーが萎んだ状態では，適切な高濃度酸素が投与されない．

解答・解説はp.267

第 7 章 酸素療法と人工呼吸によるサポート

2 人工呼吸によるサポート

Objectives
本項の目的
- 人工呼吸と自然呼吸時に，肺内に気体を取り込むメカニズムの違いを述べることができる．
- 呼気がどのように行われるかを述べることができる．

1 人工呼吸器とは？

　人工呼吸器は簡単にいえば，外から肺に気体を送り込んで，肺を膨らませるものです．つまり，かなりシンプルにいえば，口対口の人工呼吸を機械が行うようなものです．

　人工呼吸は，正常な自然呼吸と比較することでわかりやすくなります．ここでは，正常な呼吸と比較しながらみていくことにしましょう．

2 人工呼吸では，吸気時に肺内が陽圧になる

　まずは，どのように肺に気体が入るのかを考えてみましょう．肺に気体が入る（あるいは入れようとする）プロセスを"吸気(inspiration)"とよびます．

　正常な呼吸では，横隔膜が収縮し，胸腔内圧を陰圧にして肺を膨らませます（**図1**）．肺内は胸腔内と同様に陰圧になり，気道を通じて気体を肺内へ引き込みます．

　反対に，人工呼吸では外から肺に圧をかけて膨らませます．そのため，

肺内は肺が膨張しているときに陽圧となります．こうした人工呼吸のことを「陽圧換気」とよぶことができます．人工呼吸，つまり陽圧換気では，気体が肺に入ること自体は正常な呼吸と同じですが，そのメカニズムは正反対です（肺内を陰圧にして気体を引き込むのと，肺内を陽圧にして気体を押し込む，という違いです）．この違いは人体にさまざまな影響を与えることになります．

ここでは「肺内の圧」という言い方をしましたが，実際は肺内の圧は測定できないので，気道内圧が測定されます（とはいっても，実際に気道内で測定しているわけではないのですが，便宜上，ここでは気道内圧として考えてください）．人工呼吸と正常な自然呼吸での気道内圧の変化を**図2**に示します．

次に，肺から気体を外に出すことを考えましょう．これは"呼気（expiration）"とよばれます．正常な呼吸では，呼気は「受動的（自分は何もしなくてもよいということです）」に行われます．つまり，力を抜けば肺は自分で縮もうとし，肺内の気体を外に出します．とくに息

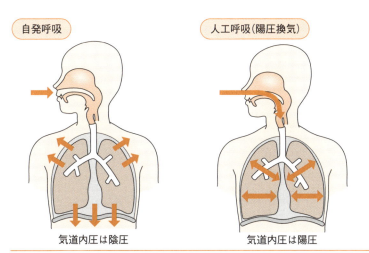

図1　人工呼吸（陽圧換気）のメカニズム
自発呼吸（通常の呼吸）では，胸腔内気道を陰圧にして大気を取り込むが，人工呼吸では外から気道・肺内に気体を送り込み，陽圧にして肺を膨張させる．

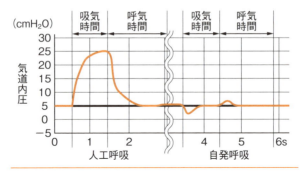

図2 陽圧換気と正常な自発呼吸での気道内圧の変化
自発呼吸では吸気時に気道内圧は陰圧になるが（右），人工呼吸では反対に陽圧になる（左）．

が吐きにくいような状態（たとえば気管支喘息）でもない限り，呼気時に筋は使用されません．これは人工呼吸でも同じです．肺内に押し込んでいた「力」が抜けることによって，呼気が行われます．

Summary まとめ

- 自然呼吸では肺内を陰圧にして気体を引き込むが，陽圧換気では外から気体を押し込み，肺内を陽圧にする．
- 自然呼吸でも人工呼吸でも呼気は受動的に行われる．

Quiz 応用問題に挑戦

1. 呼吸に関する以下の記述のうち，適切なものに○，不適切なものに×を入れなさい．
   - (　) a. 自然呼吸では，吸気時に肺内は陽圧になることによって気体を取り込む．
   - (　) b. 人工呼吸では，吸気時，気道内圧はプラス側（より陽圧）になる．
   - (　) c. 人工呼吸では，呼気は受動的に行われる．
   - (　) d. 自然呼吸では，呼気は能動的に行われる． 　解答・解説はp.268

第7章 酸素療法と人工呼吸によるサポート

3 調節呼吸

Objectives
本項の目的
- 調節呼吸の特徴を述べることができる．
- 調節呼吸時に設定する項目を述べることができる．
- 調節呼吸の欠点を述べることができる．

1 まずは，一回換気量と呼吸回数を決める必要がある

　まずは単純に，呼吸が完全に停止している患者に人工呼吸を行うことを考えてみましょう．

　口対口の人工呼吸であれば，何秒かに1回，息を吹き込めばよいですね．これを機械に自動的に行わせるのであれば，数秒に1回，気体を肺内に送り込ませるようなシステムにすればいいのです．

　このようなシステムでは，まず何秒に1回気体を送り込むかを考えなければなりません．これは，呼吸回数を指定することと同じです．たとえば，5秒に1回という間隔で気体を送り込むことは，1分間に12回気体を送り込むことと同じです．人工呼吸器風にいえば，呼吸回数12回／分ということになります．

　次に，1回に送り込む量を決定しなければなりません．この量を"一回換気量（tidal volume: V_T）"とよびます．これは人工呼吸でない，通常の呼吸機能検査や呼吸生理で用いられる「一回換気量」と同じです．つまり，安静時にわれわれが息を吸う量のことです．

　簡単にいうと，一回換気量は体重あたり10mL程度で設定されます

(病態で異なります．より小さな一回換気量が求められる病態もあります)．そのため，体重50kgであれば500mL程度です．ただし，体重は肺の大きさと相関しないため，本来は身長から計算した「標準体重」を用います．

Advance ✈ 一歩進んだ知識

ARDS患者の一回換気量

急性呼吸窮迫症候群（acute respiratory distress syndrome：ARDS）では，人工呼吸が肺の状態をより悪化させるといわれており，とくに，大きな一回換気量は肺へ傷害を与えるといわれています．そのため，肺を守るような換気方法（"肺保護戦略"とよばれます）が推奨され，0.6L/kg程度の一回換気量で意図的に換気を行うことがあります．

このような小さい一回換気量は，$PaCO_2$の上昇を引き起こし，アシデミアにしてしまいますが，「それでもいい」という戦略がとられます（permissive hypercapnia）．このような換気を意図的に行っている場合は，どの程度までpHの様子をみていいのかを確認するとよいでしょう．

Clinical Tips 💡 臨床の要点とコツ

吸気流速の設定

実際は一回換気量と同時に，気体を送り込む速度も決めなければなりません．ゆっくり気体を送り込むのか，速く送り込むのか，を決める必要があります．これを"吸気流速"とよびます．

ゆっくり送り込んだ場合（吸気流速が遅い場合）は「吸気」に費やす時間が長くなりますし（吸気時間が延びる），逆に速く送り込んだ場合（吸気流速が速い場合）は「吸気」に費やす時間が短くなります（吸気時間が縮まる）．

2 吸気は吸気回路で，呼気は呼気回路で行われる

人工呼吸で決まった量を患者の肺に向けて吹き込み終えたら，次は患者に呼気を行ってもらう必要があります．口対口の人工呼吸でたとえると，吹き込むのをやめて，患者の口から自分の口をはずすイメージです．これを専門的な用語では，"吸気相（吸気のための時間）から

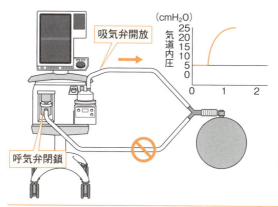

図1 吸気のしくみ

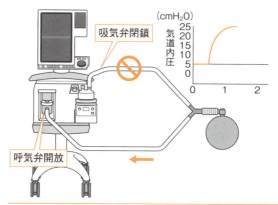

図2 呼気のしくみ

呼気相(呼気のための時間)への転換"とよびます.

吸気と呼気を同じ回路で行うと, 呼気が回路内に溜まってしまい, それを次の吸気で吹き込んでしまうことになります. そのため, 通常の人工呼吸器では回路を吸気専用, 呼気専用と2本に分けています.

吸気時(ガスを機械から送り込むとき)には呼気側は弁で閉じ, 吸気側は弁を開けておきます(**図1**). そうすると, 気体は患者側に送られます. 吸気が終わったら, 吸気側の弁を閉じ, 呼気側を開放すれば, 患者の呼気は人工呼吸器側に流れます(**図2**). 吸気側の弁を「吸気弁」,

呼気側の弁を「呼気弁」といいます．

ところで，「吸気相」「呼気相」という言葉には注意する必要があります．吸気弁が開いて人工呼吸器から気体が送り込まれ，次に呼気弁が開くまでを「吸気相」といいます．そして，それ以外を「呼気相」といいます．

たとえば，呼気は1秒で終了しても「吸気相」でないのならば，「呼気相」となります．つまり，「呼気相」では実際に呼気が行われているのかは問いません．息を吸っている時間以外を「呼気相」とよぶのです．

3 F_IO_2の決定

最後に，もう1つ決めなければなりません．それは，吸入する酸素の濃度です．これを"吸入気酸素濃度（F_IO_2）"とよびます．「0.21（21％）」とか「1.0（100％）」といういい方をします．

Clinical Tips 臨床の要点とコツ

高濃度酸素の危険性

F_IO_2は高いほど安全のようにみえますが，長時間の高濃度酸素は肺の線維化を引き起こすといわれています．一般的に，60％を超える酸素濃度を48時間以上投与することによってリスクが高まります．そのため，安全だからといって，長時間にわたって高濃度の酸素を吸入させることは，よいことだとはいえません．

人工呼吸においては，低酸素血症を改善するために高濃度酸素のかわりに呼気終末陽圧（positive end-expiratory pressure: PEEP，解説は後述）を使用することが一般的です．

4 完全に機械が患者の呼吸をコントロールする──調節呼吸

今までみてきた人工呼吸の方法は，患者の自発呼吸をまったく想定していない，完全に機械の都合でコントロールする方法です．

この人工呼吸の方式を"調節呼吸（controlled ventilation）"とよびます．一般的に，患者にまったく自発呼吸がない場合に使用される方法です（自発呼吸がある場合には使用されません）．

5 | 一回換気量ではなく，気道内圧で調節する方法——従圧式

ここまでは，一回換気量を決めて換気を行っていました．しかし，ほかの方法もあります．それは，気道内圧（気道内の圧．実際は気道で圧を測定しているわけではない）で送り込む気体の量を設定する方法です．

人工呼吸は，基本的に陽圧換気であることは先に述べました．肺内はガスを送り込むことによって陽圧になります．そのとき，どのくらいの圧になるまで気体を送り込みましょうか？　というのが圧で設定する方法です（**図3**）．

一回換気量を決めて気体を送り込む方法を"従量式（volume-controlled: VC）"，圧を決めて気体を送り込む方法を"従圧式（pressure-controlled: PC）"とよびます．それぞれの利点，欠点については次項で解説します．

ここでは，換気の方法として，「量」を決める方法と「圧」で決める方法がある，ということを覚えておいてください．

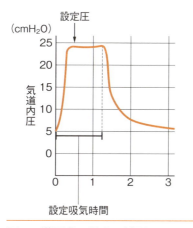

図3　従圧式の場合の波形

Summary　まとめ

- 調節呼吸は，機械が完全に呼吸を制御する方法である．
- 調節呼吸では，一回換気量（気道内圧），呼吸回数，F_IO_2，吸気流速を設定する必要がある．
- 調節呼吸は，自発呼吸のある患者では用いることが難しい．

Quiz　応用問題に挑戦

1. 5秒に1回吸気を行う場合，呼吸回数は何回になるか．

2. 通常の人工呼吸器は吸気回路と呼気回路が分けられている．その理由を説明しなさい．

3. 以下の記述のうち，適切なものに○，不適切なものに×を入れなさい．
   - （　）a. 呼気相とは，息を吐いている時間である．
   - （　）b. 調節呼吸では，吸気のタイミングは患者が決定する．
   - （　）c. 調節呼吸では，呼気のタイミングは患者が決定する．
   - （　）d. 自発呼吸が存在するときには，調節呼吸はあまり使用されない．

解答・解説はp.268

4 従量式と従圧式

Objectives
本項の目的

- 従量式（VC）で設定すること，従圧式（PC）で設定することを述べることができる．
- 従量式の場合，従圧式の場合の重要なモニタリング項目を述べることができる．
- 従量式と従圧式それぞれのメリット・デメリットを述べることができる．

1 「従量式」は，きちんと換気をしてくれる

　従量式（VC）による換気では，あらかじめ設定した量の一回換気量が患者の肺に吹き込まれます．基本的に，確実に設定された換気量が供給されるので，そういう意味では安全といえます．人工呼吸の第一の目的は「適切な換気を行うこと」と考えれば，それを忠実に実行してくれます．

　しかし，患者の肺や胸郭の状態は，病態により変化します．肺水腫が進行したり，気道分泌物が貯留することによって，同じ一回換気量でも気道内圧が変化します．もしかしたら，設定した一回換気量を無理に押し込み，気道内圧が上昇してしまうかもしれません．そうなると，強い負荷が肺や気道に加わってしまう可能性があります．そのため，VCで換気を行っているときには，注意して気道内圧のモニタリングを行う必要があります．

Advance ✈ 一歩進んだ知識

気道内圧上限アラーム

気道内圧上限のアラーム設定により，VCでも設定された一回換気量が供給されないことがあります．つまり，気道内圧上限に達すると，それ以上気道内圧を上げないように圧を逃がしてしまいます．たとえば，気道内圧上限アラームを30cmH$_2$Oで設定すると，気道内圧が30cmH$_2$Oに達すると自動的に圧を解除し，指定された一回換気量に達していなくても呼気に転じてしまいます．

VCで設定された一回換気量に達していない場合は，最大気道内圧のアラーム設定を見直してみましょう（当然，気道内圧上限アラームが鳴るはずです）．対処法としては，蘇生バッグに切り替え，用手的に換気を行い，気道内圧が上昇した原因を評価するとよいでしょう．

2 「従圧式」は，酸素化に対して有利にはたらく

従圧式 (PC) は，設定された圧を一定時間継続するように吸気を行います．PCの場合には，達成する圧（PCV圧）と，どのくらいの時間それを継続するか（吸気時間）を指定しなければなりません．この場合の一回換気量は，患者の肺，胸郭の硬さ（コンプライアンスの逆数）によって決まります．○○という圧でどのくらいの換気量が入るかは，肺や胸郭の硬さによって決まるからです．

このような換気の方式の場合，一回換気量が変動する可能性があります．VCの場合と逆になるのですが，肺水腫が進行して肺が硬くなると，同じ圧をかけても換気量が入らなくなるわけです．つまり，気がついたら200mLしか一回換気量がなかった，なんてこともありうるわけです．そのため，換気量のモニタリングが重要になります．

3 「従量式」と「従圧式」はどちらがよいのか？

VC，PCではどちらがよいのか，に関してはいろいろな議論がありますが，近年，PCがスタンダードな換気法として広く使用されるようになっています．なぜ，PCが好まれるかというと，PCには肺胞を均

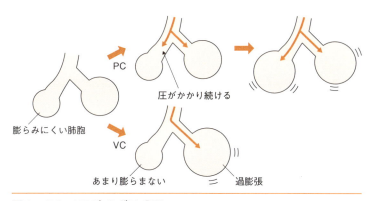

図1　PC, VC時のガス分配
PCでは圧をかけた後はしばらくその圧を維持するため，膨らみにくい肺胞を膨張させやすい．

等に膨らませるという大きな利点があるからです．

　PCでは一定の圧に達したら，設定した吸気時間の間，その圧を維持します．実際の肺では，すぐに膨らむ肺胞や膨らむまでに時間がかかる肺胞が混在しています．VCでは主にすぐに膨らむ肺胞を大きく膨らませ，膨らむまでに時間がかかる肺胞はあまり膨らませません．つまり，すべての肺胞に均等にガスを配分しないわけです（**図1**）．

　これに対してPCでは，最初は膨らみやすい肺胞を膨らませますが，一定時間圧をかけることにより，膨らむまでに時間がかかる肺胞も膨らませることができます（**図1**）．あとで膨らんだ肺胞の容量分，気道内圧は低下するのですが，PCではその圧低下に対して吸気を追加し，圧を補います．

Advance　✈ 一歩進んだ知識

VCのプラトー機能
　VCには「プラトー」という機能がついています．これは，吸気終了時に吸気弁，呼気弁ともに閉じる機能です．一定の時間，吸気を延ばすことができるので，PCと似たような雰囲気をつくることができます．
　しかし，後から開いた肺胞による気道内圧低下を補うことができないため，理論上はPCのほうがすぐれているということになります．

Clinical Tips 臨床の要点とコツ

PCの吸気時間

PCのポイントは，設定した圧に達したらすぐに呼気に移るのではなく，数秒その圧を維持するということです．そのため，呼気相へ転換するまでの時間を設定することになります．これを吸気時間とよびます．

吸気時間が1.2秒であれば，そのなかの数秒で設定した圧まで吸気（気体を送り込む）を行い，残りの数秒間，その圧を維持します．

Summary まとめ

- 従量式（VC）では，一回換気量を設定する．
- 従圧式（PC）では，気道内圧と吸気時間を設定する．
- VCでは気道内圧は患者の状態により変化する．
- PCでは一回換気量は患者の状態により変化する．

Quiz ❓ 応用問題に挑戦

1. 従圧式換気で設定する項目を2つ挙げなさい（呼吸回数，F_IO_2は除く）．

2. 以下の記述のうち，適切なものに○，不適切なものに×を入れなさい．
   - （　）a. 従圧式では，患者の状態にかかわらず，一回換気量は一定である．
   - （　）b. 従量式では，患者の状態によって最大気道内圧が変化する．
   - （　）c. 従圧式では，気道分泌物が溜まってくると，気道内圧が上昇する．
   - （　）d. 従量式では，気道分泌物が溜まってくると，一回換気量が変化する．

解答・解説はp.268

5 自発呼吸との同調

Objectives
本項の目的
- 自発呼吸を感知する2つのしくみを説明することができる．

1 自発呼吸を感知するしくみ——トリガー

　初期の人工呼吸では，調節呼吸のような機械本位の人工呼吸を行っていても，患者に自発呼吸が存在すると機械本位ではうまくいかなくなります．自発呼吸のある患者に調節呼吸を行うと，機械が吸気を行っている（気体を送り込んでいる）間に，患者が息を吐こうとするかもしれません．

　そのことを解決するには，患者の吸いはじめ（吸気開始）を感知して，それにタイミングを合わせて換気するしくみをつくればよいということになります．この感知するしくみが"トリガー"とよばれます．臨床で「トリガーした」といえば，患者の自発呼吸を機械が感知したことを示します．

2 息を吸うと気道内圧が低下することを利用する——圧トリガー

　患者が吸気を開始すると，息を吸うために気道内が陰圧になります．この陰圧を感知して，人工呼吸による吸気を開始する方法があります．この方式は圧の変化を探知するので「圧トリガー」とよびます（**図1**）．

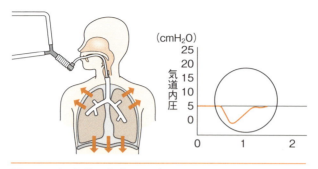

図1　圧トリガー方式のしくみ
胸腔内，気道内が陰圧になり，続いて回路内も陰圧になる．その陰圧を自発呼吸の開始ととらえる．

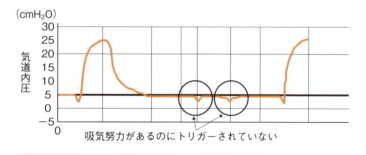

吸気努力があるのにトリガーされていない

図2　アンダートリガーの状態
気道内圧が下がっているにもかかわらず，設定感度が鈍いため，人工呼吸器は患者の自発呼吸に気づかない．

　圧トリガーで，どのくらいの気道内圧の低下で患者が吸気を開始したと判断するのを決めるために，「感度」を設定する必要があります．たとえば，$1cmH_2O$と設定すると，$1cmH_2O$圧が低下したら，人工呼吸器からの吸気が開始されます．トリガーを正確に行えているかは，すなわち患者が安楽に呼吸を行えているか，ということにつながります．逆に，うまくトリガーを行えていないことは，患者が息を吸いたいと思っているのに吸気を提供しない，つまり苦しい思いをさせていることになります．

　図2をみてみましょう．気道内圧が陰圧になっているにもかかわら

ず，トリガーされていない部分が2か所あります．これは患者が吸気努力を行ったにもかかわらず，トリガー感度が鈍いためにトリガーされなかったことを示しています．これを「アンダートリガー」といいます．この場合，トリガー感度を高める必要があります．

具体的には，5cmH$_2$Oで圧トリガーが設定されていたら2cmH$_2$Oにする，などの案があります．もちろん，フロートリガー（後述）が使用できるのであれば，その設定に変更することもよいでしょう．

「アンダートリガー」があれば，「オーバートリガー」があります．患者が呼吸を開始しようとしていないのに，何かの揺れを感知して勝手に吸気を開始してしまう状態です．何かの揺れとしては，心拍がよく例に挙げられます．その他，よくある例としては，回路内の結露によって起こることがあります．

Clinical Tips 臨床の要点とコツ

胸郭の動きと人工呼吸器との同調

グラフィックモニターの進歩によって，ほとんどの人工呼吸器で気道内圧波形を持続的に観察することができるようになりました．しかし，最も大切なことは，注意深く患者の胸郭の動きと人工呼吸器の動作の同調をみることです．

いきなり肺の音を聴いてはいけない，と私は再三主張しているのですが，これはこのような理由にもよります．胸郭の動きからは，さまざまな情報が得られるのです．

通常の呼吸では吸気開始時，いきなり胸郭が膨らみ出すのですが，人工呼吸を受けている患者の自発呼吸では一瞬胸郭が凹んで，その後膨らみ出すことが多いです．一瞬胸郭が凹むのは，患者が欲しているだけの流量が供給されていない時間です．この胸郭の陥没をよく観察してみましょう．この観察が非常に重要なことがわかるはずです．

この陥没は体形によってそのみえ方には差がありますし，現実的に最良のトリガーだと思われる設定でもみられます．

そのため，完全になくそうとすることは無理かもしれません．最初はどのくらいの陥没が普通なのか，人工呼吸器の音でわかる吸気の開始と，どのくらいの時間のずれがあるのかを観察してみましょう．

しだいに，異常と正常の違いがわかるようになると思います．

3 最近のスタンダード——フロートリガー

圧トリガーのほかに「フロートリガー」という方式もあります．最近はこちらの方式がスタンダードといってよいでしょう．この方法では，常に吸気弁側から呼気弁側へガスが流れています．これを"定常流(continuous flow)"といいます（**図3**）．そして，両方で出したガスの量と戻ってきたガスの量を測定しています．もし患者が息を吸えば，一部のガスが患者のほうに流れるので，戻ってきた量は少なくなるはずです．この戻ってきた量が少なくなったことを感知してトリガーするのが，フロートリガーです．

フロートリガーでは定常流が流れているため，患者は吸気を開始しようとしたときに，とりあえず吸うガスがあります．反対に圧トリガーでは，吸おうとしても回路内の気体しか吸うものはありません（吸うものが供給されるのだとしたら圧が下がらないため，圧トリガーはできなくなります）．そのため，一般的にはフロートリガーのほうが患者の呼吸にかける労力（呼吸仕事量）は少なくなります．

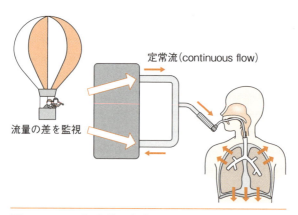

図3　フロートリガー方式
常に定常流を回路内に流すことで，患者の自発呼吸開始時（トリガー前）にも患者は気体を吸入することが可能となる．

Summary 📖 まとめ

- 一般的なトリガー方法には圧トリガーとフロートリガーがある．
- 圧トリガーでは，吸気開始時の陰圧を感知して人工呼吸器の吸気を開始する．
- フロートリガーでは，回路内に定常流を流し，回路内の流量変化を感知する．
- 患者が楽に呼吸できているかを胸郭の動きをみて観察することが重要である．

Quiz ❓ 応用問題に挑戦

1. トリガーの方法を2つ述べなさい．

2. 圧トリガー 4cmH$_2$Oで設定されている患者．胸郭は動いているが吸気が開始されず，苦しそうである．どのような解決策が考えられるか．

解答・解説はp.268

第7章 酸素療法と人工呼吸によるサポート

6 吸いはじめ（吸気開始）に同調させることができるモード

Objectives
本項の目的

- 補助呼吸の特徴と，問題点を述べることができる．
- pressure support ventilation（PSV）の特徴と注意点を述べることができる．
- SIMVの特徴を述べることができる．

1 同調はするけど——補助呼吸

　自発呼吸をトリガーし，設定した一回換気量（従量式：VC）あるいは気道内圧（従圧式：PC）で吸気，呼気を行う換気を"補助呼吸（assist ventilation）"といいます．この換気の方法では，患者の自発呼吸の開始に同期はするけれども，吸う量（一回換気量）や吸気時間は完全に人工呼吸器が決めていることが重要なポイントです．

　患者が息を吸おうとしたときに，タイミングよく人工呼吸器から吸気が送り込まれるのはよいのですが，患者が吸いたい量や吸いたい時間と見合っているかどうかはわかりません．息を吸うときの速度の変化や，それを終了して呼気に切り替わるタイミングはさまざまです．したがって，いつも患者の呼吸とぴったり合うかはわかりません．とくに努力して呼吸を行おうとしている患者では，うまく合わないかもしれません．

　患者の吸いたい量や呼気に切り替わるタイミングに合わせるには，後述するpressure support ventilation（PSV）などの換気法を使用するほうがうまくいきます．

6 | 吸いはじめ（吸気開始）に同調させることができるモード

> **Advance ✈ 一歩進んだ知識**
>
> **A/C（assist or/and control）**
> 　現在の人工呼吸器には，完全な調節呼吸というモードはあまりありません．自発呼吸がなければ「調節呼吸」になりますが，患者の自発呼吸をトリガーしたら「補助呼吸」を行うという人工呼吸器がほとんどです．
> 　これらの換気モードはA/C（assist or/and control）とよばれています．A/Cでは，設定した一回換気量や圧と時間で，設定した回数，陽圧換気を行います．もし自発呼吸を感知したら，それに合わせて陽圧換気を行います．A/Cでは，呼吸回数を12回と設定しても，それ以上に自発呼吸があれば補助呼吸を行います．

2 息の吐きはじめ（呼気開始）にも同調──PSV

　人工呼吸器を使用して快適な自発呼吸を許容させるには，いくつかの重要なポイントがあります．それは，

①**吸いたいときに**
②**吸いたい量を供給し**
③**吐きたいときに呼気相にすみやかに移る**

ということです．これらを達成するためには，どうすればよいでしょうか．

　まず，「①吸いたいときに」を考えてみましょう．これは，トリガーの機構でどうにかなります．とくに，前述のフロートリガー方式を使用すれば，かなり患者の負担を軽減させることができるでしょう．

　次に，「②吸いたい量を供給し」です．これはどうしたらよいでしょう．まず，一回換気量を指定するような従量式（VC）では行えません．患者がその量を吸いたいとは限りませんし，ピッタリと合うことはほとんどないからです．

　この問題に対しては，量よりは圧を規定したほうがうまくいきます．気道内圧が一定になるように補助する，ということです．たとえば，気道内圧を5 cmH_2O で設定した場合，人工呼吸器はとにかく5 cmH_2O を維持すればよいわけです．その間に，患者が吸気をより強く行えば

5cmH₂Oよりも気道内圧が低下するので，5cmH₂Oになるようにガスが供給されるはずです．

次に，「③吐きたいときに呼気相にすみやかに移る」を考えましょう．吐きたいときに吐かせようとするメカニズムは少し難しいのでここでは省いてしまいますが，ある基準をつくって，それに合致するときに吐けるようにします．

とにかく，この①〜③が一応可能となるのがPSVです．臨床では「PS」とよんでいることが多いと思います．「ピーエス7」と言えば，"PSが7cmH₂Oで設定されている"ということです．

PSVでは，自発呼吸をトリガーし，設定された圧に達するまで吸気を供給し，患者が吐きたくなったときに呼気に転じます．とりあえず，①〜③にあてはまっています．調節呼吸や補助呼吸とくらべて，快適そうなことが想像できるでしょうか．

しかし，PSVにも欠点があります．まず，実際の人工呼吸器装着患者は，生体に必要な量を十分に自分で換気を行えるとは限りません．なにしろ，自発呼吸が不十分なので人工呼吸を行っているのかもしれません．また，鎮痛薬や鎮静薬が投与されていることも多く，これらが呼吸を抑制してしまっているかもしれません．つまり，一回換気量が低下する可能性があります．

したがって，PSVを行っているときには，患者がある程度自分で呼吸できているのかをしっかり観察する必要があります．うまくいかない場合，一回換気量が低下し，頻呼吸が起こります（低下した一回換気量を補うために，頻呼吸になります）．また，動脈血ガス分析では換気を示す動脈血二酸化炭素分圧（arterial carbon dioxide pressure：$PaCO_2$）が上昇するかもしれません．

それなら，補助呼吸のほうが安心ではないかと思うかもしれません．確かに安心な部分はありますが，患者の快適さはPSVのほうが高いでしょう．ただし，いつでもPSVが快適だとは限りません．患者によっては補助呼吸のほうが人工呼吸器に呼吸を任せることができて快適だと感じるかもしれません．これは患者に聞いてみることが重要です．

ところで，PSVとPC（従圧式）の区別がつかなくなった人もいるかもしれません．PCでは一般的に吸気時間を制御しているので，吐きたいときに吐けるとは限りません．たとえば，PCでは吸気時間1.2秒などと設定しているため，吐きたくても吐けないのが普通です．それに対して，PSVでは基本的には患者が吸気時間を決定しています．

つまり，大きな違いは吸気時間が設定されているのか，患者が決めることができるのか（とはいってもある基準の範囲で），なのです．

Advance ✈ 一歩進んだ知識

ターミネーション・クライテリア

PSVでは，患者の呼吸がある一定のクライテリア（基準）にあてはまったとき，人工呼吸器は「患者が吐きたがっている」と認識して，吸気から呼気へ移します．

このときのクライテリアを「ターミネーション・クライテリア」とよびます．私たちは息を吸うとき，最初は速く，しだいにゆっくりになり，呼気に切り替わります．人工呼吸器はこの特性を利用して，呼気のタイミングを決めています．

具体的には，最大の吸気流速からどのくらい速度が落ちたかによって，呼気に切り替えるタイミングを決めています．通常，25％に落ちたときに切り替わるものが多いのですが，最近の高性能人工呼吸器では自動で患者に最適になるように調整したり，操作者が設定を変更したりすることができます．

3 補助呼吸と自発呼吸の組み合わせ──SIMV

PSV単独では換気量を保証してくれないため，心もとない部分がありました．

そのため，決まった換気量や，決まった圧と吸気時間による換気を時々人工呼吸器がしっかりと行うモードがあります（歴史的にはこのような順序ではありませんが，ここでは説明を容易にするために，こういう順序にしています）．

このモードを間欠的強制換気（intermittent mandatory ventilation：IMV）といいます．このIMV方式は，今では強制換気もトリガーで作動することが可能なので，"SIMV"という名前でよばれます．"S"は

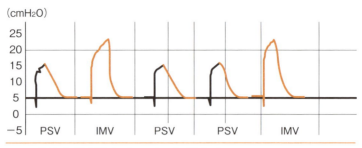

図1　間欠的強制換気（IMV）の気道内圧
IMVの間に自発呼吸（PSV）が入る.

synchronized（同調）という意味です.

　決まった回数分は人工呼吸器から補助呼吸あるいは調節呼吸のように呼吸が行われ，それ以外は，患者は自由にPSVなどを使用して呼吸を行う方式です（**図1**）.

　この方式では，最低限の分時換気量を強制換気で達成させ（呼吸回数×一回換気量），その他を自由に呼吸してもらうことが可能です. SIMVにおける強制換気は，患者の自発呼吸をトリガーして開始することもできますし，自発呼吸の回数が不十分であれば，調節呼吸のように換気を行います. そのため，自発呼吸がまったくない患者にSIMVを使用しても問題ありません.

4　モード設定の実際

　ここまでで基本は終了です. 実際にはどのようなモードや設定があるのでしょうか.

　まず，最初に出たA/Cです. A/Cにも気道内圧を設定する従圧式（PC）と一回換気量を設定する従量式（VC）があります. そのため，

　　VC-A/C
　　PC-A/C

の2つが存在することになります.

　PSVではもちろん，VCは存在しません. 呼吸回数も患者が決定しま

す．ただターゲットとする圧を設定する必要があります．
　SIMVでは，途中で入る強制換気の様式（PCあるいはVC）を決める必要があります．PSVを設定せずに患者がサポートなしの自発呼吸を行うことも古くは行われてきましたが，現在の人工呼吸療法では通常は，PSVをはじめとするなんらかのサポートを一緒に行います．これは，

　　SIMV＋PS（pressure support）

のように表記することが多いと思います．そこで，

　　VC-SIMV＋PS
　　PC-SIMV＋PS

のような組み合わせができます．ここでは説明しませんでしたが，PS以外にも自発呼吸をサポートする方式はあり，たとえばATC（automatic tube compensation）という機能を使えば，

　　VC-SIMV＋ATC

となります．

Summary　まとめ

- 補助呼吸では吸気開始を患者が決定できるが，一回換気量や呼気に転じるまでの時間は機械が決める．
- PSVでは吸気開始，呼気開始ともに患者が決定することができる．しかし，必要な一回換気量を維持できるかはわからない．
- SIMVではPSVなどを併用し自発呼吸に同調させつつ，強制換気で換気量を維持させることができる．

Quiz ❓ 応用問題に挑戦

1. 補助呼吸とは，どのような換気法であるか，吸気開始のタイミング，呼気開始のタイミングという2つの観点から述べなさい．

2. PSVと従圧式の補助換気の違いを，吸気開始のタイミング，呼気開始のタイミングという2つの観点から述べなさい．

3. SIMVの特徴を述べなさい．

4. SIMV 7，PS 10cmH₂Oで設定されている患者．現在の呼吸回数は18回／分である．PSVは1分間あたり何回行われていると考えることができるか．

5. PC-SIMV＋PSという記載があった．これはどのような意味を示しているのか説明しなさい．

解答・解説はp.268

第7章 酸素療法と人工呼吸によるサポート

7 PEEP
(positive end-expiratory pressure)

Objectives
本項の目的
- PEEPの意義を理解する.
- PEEPの生体への影響を理解する.

1 息を吐いた状態でも肺を膨らませる──PEEP

　PEEPとは，呼気終末陽圧（positive end-expiratory pressure）のことで，その名のとおり，呼気終末に陽圧をかけることです．

　前述したように，吸気相以外は呼気相と考えますので，吸気相以外に陽圧をかけるということです（実質はすべてに陽圧をかけると考えてよい）．PEEPを付加しない場合，呼気時には気道内圧は0cmH$_2$Oに戻りますが，PEEPを付加すると設定した圧までしか気道内圧は戻りません．そのため，PEEPを付加すると，息を吐いた最終段階での肺容量は上昇します．つまり，肺が萎むのを予防するわけです．

　通常の自発呼吸で呼気終末（息を吐き切ったとき）の肺容量のことを機能的残気量（functional residual capacity：FRC）とすると習ったと思いますが，PEEPではつまりこのFRCが増加した状態をつくり出すことができます．

2 PEEPにより肺胞の虚脱を防ぐことができる

　健常人でもある一定の年齢になれば，呼気終末で一部の肺領域に虚

脱した肺が生じるのですが，とくに人工呼吸器を装着している患者では肺の虚脱が起こりやすくなります．この理由としては，鎮静や筋弛緩により横隔膜が弛緩し頭側に移動することや，臥床によって背側の胸腔内圧が上昇すること，急性呼吸窮迫症候群（acute respiratory distress syndrome：ARDS）などの病態によって，肺胞それ自体が虚脱しやすくなっていることが挙げられます．

　そこで，このPEEPを使用することにより，肺胞の虚脱を抑制することができます．PEEP値を上昇させることにより，多くの場合でわかりやすく酸素化の改善を得られることができます．PEEPでは呼気時にもある程度の肺容量を得ることができるので，呼気相でも酸素化が良好に行えることになります．

Clinical Tips 臨床の要点とコツ

ARDS患者に対するPEEPの使用

　最近では人工呼吸器による肺障害に対して，PEEPは効果があると考えられています．そのため，ARDS患者などには肺保護の意味を含めて積極的に使用されます．
　また，とくに酸素化に問題がなくても，人工呼吸管理中は5cmH$_2$O程度のPEEPを付加するのが普通です．

3 PEEPにより静脈還流は低下する

　PEEPには大きな欠点があります．それは，呼気時にも胸腔内が陽圧になるので，静脈還流を妨げることにより，血圧が低下しやすくなることです．これはPEEP値を高く設定すると著しく現れます．そのため，PEEP値を上昇させたときには，血圧が低下しないかを観察する必要があります．

　血圧が低くなれば，尿量を確保することが困難となってきます．そのため，昇圧薬を併用することになります．また，脳からの静脈還流も悪化させるため，脳圧は高くなります．そのため，脳圧が亢進している患者では，高いPEEPは使用しづらいことが多いと思います．

4 F_IO_2とPEEPの関係

　F_IO_2とPEEPの2つの要素によって，動脈血酸素分圧（arterial oxygen pressure：PaO_2）は変化します（ほかにも要素がないわけではないのですが，とりあえずはこの2つを学びましょう）．そのため，ある患者の酸素化が悪い場合，F_IO_2とPEEPのどちらか一方を変化させればよいことになります．

　どのような組み合わせで行えばよいのか，ある程度の基準を**表1**に示しました．参考にするとよいでしょう．

表1 目標とするPaO_2に到達するため推奨されるPEEPとF_IO_2との関係

F_IO_2	0.3	0.4	0.4	0.5	0.5	0.6	0.7	0.7	0.7
PEEP (cmH_2O)	5～14	5～14	8～16	8～16	10～20	10～20	10～20	12～20	14～20

F_IO_2	0.8	0.9	0.9	0.9	1.0	1.0	1.0	1.0
PEEP (cmH_2O)	14～22	14～22	14～22	16～22	18～22	20～22	22	24

Summary　まとめ

- PEEPにより開きにくい肺胞を開くことが可能となる．
- PEEPにより酸素化の改善が得られる．
- PEEPにより静脈還流が低下するため，血圧低下，脳圧上昇が起こる可能性がある．

Quiz　応用問題に挑戦

1. PEEPの設定を上げると改善するものは以下のうちどれか．
   a. 酸素化
   b. 血圧
   c. 脳圧

解答・解説はp.268

第7章 酸素療法と人工呼吸によるサポート

8 気道内圧と肺胞内圧 ——コンプライアンスとは？

Objectives
本項の目的
- 気道内圧と肺胞内圧の違いを説明することができる．
- プラトー圧とそのモニタリングの意義を説明することができる．
- 2つのコンプライアンスの違いを理解する．

1 なぜ「圧」や「抵抗」の知識が必要なのか？

　気道内圧や肺胞内圧，気道抵抗やコンプライアンスなど，呼吸では難しそうな用語が多く出てきます．一見するとこれらは看護とは関係ないようにみえるかもしれません．しかし，患者のアセスメントを行ううえでは必須なのです（これは最初から知らない人にはわかりません）．

　たとえば，同じ気道内圧が上昇した状態（これは人工呼吸器に表示されます）でも，気管の問題なのか，肺自体の問題なのかによって，行うケアが変わってくるのです．

2 気道内圧と肺胞内圧は同じではない

　まず，気道内圧はどのようにして測っているのか考えてみましょう．多くの人工呼吸器では人工呼吸器内部（人工呼吸器回路近く）で気道内圧を測定しています．

　次に，気道内圧と肺胞内圧（肺胞内の圧）について考えてみます．吸気時には，気管チューブや気管を気体が流れます．このような管腔を

8 | 気道内圧と肺胞内圧——コンプライアンスとは？

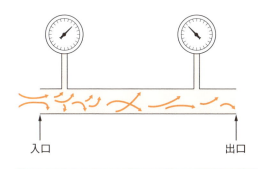

入り口で圧は高く，出口で低くなる．抵抗が存在するとき，圧の較差が生じる．

図1 細いチューブ内を気体が流れている様子

気体が流れると，抵抗が発生します．**図1**は細いチューブ内を気体が流れている様子ですが，入り口近くと出口近くの圧を比較すると，出口では圧が低下していることがわかります．一般的に，閉じ込められた流体（つまり閉じ込められ，流れがない状態）では，どこでも圧は一定なのですが，**図1**のようにチューブ内を気体が流れるモデルでは圧の差が生じてしまいます．

この圧の差は「抵抗」によって生じます．また，「抵抗」は流れる気体の速度が速いほど大きくなります．さらに，チューブが細く，長いほど抵抗は大きくなります．これは点滴においてチューブが細く，長いと，薬液の落ちる速度が遅くなることと同じです．

このことは人工呼吸ではどうでしょうか．人工呼吸器が送り出すガスはもちろん流体ですから，気管チューブ，そして気管内で圧差が生じます．つまり，「気管チューブ入り口」と「気管から肺胞」へ流れるうちに圧力は低下するのです（**図2**）．この差は気管チューブや気管が細く，長いほど大きいことになります．このように，流体が流れている場合は，圧はさまざまな部分で異なるのです．

このことが人工呼吸器の気道内圧を考えるうえでとても重要となります．気道内圧が高いからといって，肺胞にかかる圧が高いとは必ずしもいえないのは，このような理由からです．

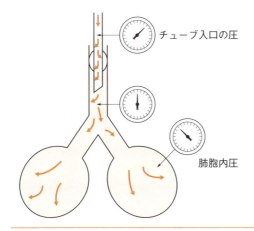

チューブ入口の圧

肺胞内圧

チューブ先端で圧は高く，肺胞内では低くなる．

図2　各ポイントにおける圧の較差

3 コンプライアンスの測定

　肺胞内圧を知りたい場合，「流れ」が存在するために気道内圧―肺胞内圧の差が生じているのですから，気道内圧＝肺胞内圧とするためには，流れをなくせばよいことになります．吸気終了後，吸気弁と呼気弁を両方閉鎖し患者が吸気も呼気もできない状態にすることによって，流れのない状態をつくり，圧の分布を一定にできます．このときに計測した気道内圧は肺胞内圧に近いと考えられます．この機能を「プラトー」とよび，一定の圧を肺内にかけて，不均一な肺胞をできるだけ均一に膨張させようとする機能です．このときに表示される圧を「プラトー圧」とよびます（**図3**）．

　人工呼吸器から供給される「流れ」は，まず気道やチューブの抵抗の影響を受けます．そのため，表示される気道内圧は肺の硬さよりも気道やチューブの抵抗を受けています．

　たとえば，喘息発作の患者では気道内圧が高くなりますが，これは肺が硬いわけではありません．十分な時間プラトーをかけると圧は低下し，肺胞内の圧を反映するはずです．

8 | 気道内圧と肺胞内圧 —— コンプライアンスとは？

このプラトー圧を利用して，コンプライアンスを測定することができます．コンプライアンス (C) は，

C ＝「増加した容量」／「増加した圧」

です．増加した容量を一回換気量 (V_T)，増加した圧を「プラトー圧 (Ppt) － PEEP」とすることにより，

C ＝ V_T ／ (Ppt － PEEP)

で表すことができます．ちなみに，プラトー圧の代わりに最高気道内圧を使えば，そこで出た値は気道などの「抵抗」成分も含むことになります (**図3**)．コンプライアンスは通常，肺 (や胸郭) の硬さ (伸びやすさ) を示すので，ここではプラトー圧を使用します．

従量式 (VC) を使用している患者を観察するときには，この2つの圧，つまり最高気道内圧とプラトー圧を分けて考えなければなりません．つまり，「気道内圧が高くなった＝肺が硬くなった」ではなく，気道抵抗が増加している可能性があるということです．もし，十分な時間プラトーがかかっているのであれば，それは肺や胸郭の硬さを反映していると考えてもよいでしょう．

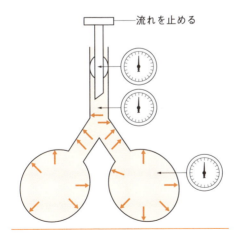

図3　プラトー圧の測定
肺内のガスの流れを止めることにより，すべての圧を一定にする．これにより，肺胞内圧＝気道内圧となり，胞肺内圧を測ることができる．

Advance ✈ 一歩進んだ知識

静的コンプライアンスと動的コンプライアンス

　人工呼吸器回路内の気体の流れを完全に止めて測定した圧のことを「静的コンプライアンス(static compliance)」とよびます．流れている最中に計測した場合（つまり，プラトー圧でなく気道内圧を使用して計算した場合）は「動的コンプライアンス(dynamic compliance)」とよびます．

　この動的コンプライアンスは前述のように，肺や胸郭のコンプライアンスのみでなく，気道抵抗が高くなった場合にも高くなります．

Clinical Tips 💡 臨床の要点とコツ

気道分泌物の存在

　プラトー圧が変化せずに最高気道内圧が1〜2cmH$_2$O上昇している場合は，私の経験上，気道分泌物が存在していることが多いです．そのような場合は聴診し，確認してみましょう．

Summary 📖 まとめ

- 気道内を流れる気体の速さが速いほど，抵抗（圧差）は大きくなる．
- この抵抗が大きくなると，患者は息が吸いにくくなり，また，吐きにくくなる．
- プラトー圧は肺と胸郭の硬さを反映し，気道内圧は肺と胸郭の硬さのほか，気道抵抗を反映する．

8 | 気道内圧と肺胞内圧 —— コンプライアンスとは？

Quiz ? 応用問題に挑戦

1. 吸気時，気道内圧と肺胞内圧には圧較差が生じる．その理由を説明しなさい．

2. A氏は，プラトー圧が26 cmH₂O，最大気道内圧が32 cmH₂Oであった．B氏は，プラトー圧が30 cmH₂O，最大気道内圧が32 cmH₂Oであった．両者とも，吸気流量などの人工呼吸器の設定は同一とする．

    ① 気道抵抗が高いのは，両者のうちどちらか．

    ② コンプライアンスが高いのは，両者のうちどちらか．

    解答・解説はp.269

第7章 酸素療法と人工呼吸によるサポート

9 流量（フロー）

Objectives
本項の目的
- 流量変化と吸気時間の関係を説明することができる．
- 標準的な流量パターンを説明することができる．

1 流量が変化すると，吸気に必要な時間も変化する（従量式の場合）

吸気流量とは，どのくらいの速度でガスが肺内へ送り込まれるのかを示すものです．臨床では単に「フロー」とよばれることが多いと思います．

流量は，標準的な調節呼吸では40L/分程度が使用されます．基本的な流量波形は**図1**のようになります．吸気流量0から上の部分が吸気

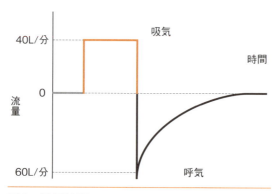

図1 流量波形
吸気は上（プラス），呼気は下（マイナス）となる．

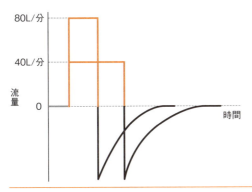

図2 設定した一回換気量を達成するまでの時間の違い
吸気流量が少ないと，設定一回換気量に達するまでの時間もかかる．

です．いきなり40L/分まで上昇し，しばらくそのままなのがわかります．

　これは，1秒間に40L/分という速度で吸気を供給し続け，その後，呼気に切り替わっていることを示しています．呼気は流れが吸気とは反対なので，マイナスで示されます．**図1**では呼気が開始されると，一気に60L/分くらいの速度で呼気が出ていますが，次第にゆっくりになっています．

　従量式（VC）では，流量が大きければ大きいほど，設定した一回換気量を達成するまでの時間は短くなります．

　設定一回換気量が0.5Lで，吸気流量が40L/分の場合と，80L/分の流量の場合を比較すると，**図2**のようになります．80L/分では吸気時間が短くなることがわかります．また，呼気の流量波形は患者の肺・胸郭コンプライアンスなどに依存しているため，あまり変わりません．

Clinical Tips 臨床の要点とコツ

I：E比

　吸気時間と呼気時間の比をI：E比（inspiratory：expiratory ratio）といいます．通常，1：2より小さく（つまり呼気時間を長く）します．
　この比があまりにも大きい場合（たとえば1：1），呼気時間が確保されない可能性があるので，注意が必要です．

Clinical Tips 臨床の要点とコツ

人工呼吸器設定の注意点

　吸気時間（あるいは最大吸気流速）の設定しだいでは，設定された気道内圧に達しないこともありえます．たとえば，吸気時間が設定圧に達するのに十分な時間ではない場合です．

　ある流量で，決まった気道内圧に達するには時間がかかります．硬い肺では設定された気道内圧に早めに達することができるかもしれませんが，軟らかい肺では時間がかかります．これらは，グラフィックモニターでよくわかります．

　人工呼吸器の管理に慣れていない場合，設定した圧に達していないために機械の故障だと思う人もいますが，これは機械が悪いのではなく，設定が悪いだけです．

　もう1つの注意点として，時として十分なプラトーの時間がないことをみかけることがあります．前述のように，従圧式（PC）はプラトーの時間をとることにより，隅々まで肺胞を開かせることを目的にしているため，このプラトーの時間が短いとその意味がなくなってしまいます．

2　VCにおける流量のパターン──基本は漸減波

　今まで出てきた吸気流量は，吸気開始後一定でした．これを「矩形波」とよびます．

　吸気流量は吸気中に変化させることも可能で，最初は多く，そして，しだいに少なくするような波形を「漸減波」とよびます．

　私たちが呼吸するとき，吸気は最初が速く，そして，しだいにゆっくりになります．そのためこの漸減波は自然な呼吸に近いと考えられています．

　気道内圧でみると，最初に気道内圧が高くなり，その後それをゆっくり維持するようなかたちになります．

　一般的に，気道内圧が高い時間が長いほど酸素化はよくなるといわれており（肺胞が開いた状態を維持する時間が長い），その点からいうとこの漸減波は有効です．一般的に使用される設定は，この漸減波だと覚えておくとよいと思います．

Advance ✈ 一歩進んだ知識

漸減波と矩形波の吸気時間

　流量波形の吸気部分である基線（0）より上の部分（点線より上）の面積は，一回換気量を示しています（**図1参照**）．"時間×流速"です．

　そのため，同じ最大吸気流量だとすると，漸減波では矩形波の場合と同じ面積にするためには吸気時間を長く設定する必要があります．

　漸減波では途中から流量が少なくなるのですから，全速力で最後まで突っ走る矩形波よりは吸気時間が長くなるのは当然ですね．そのため，漸減波が設定されている場合は，吸気：呼気比（I：E比）を観察（呼気時間が確保されているのかを確認）する必要があります．I：E比は通常1：2で，呼気時間は吸気時間の2倍以上です．

3 PCにおける流量のパターン

　従圧式（PC）では，VCのときのように矩形波や漸減波を設定する必要はありません．基本的には設定した吸気流量で設定された気道内圧まで到達し（**図3**），到達したら，その圧を維持するようにはたらきます．この圧が一定になる部分を「プラトー」とよびます．VCのときに付加するプラトーとは原理的に異なるのですが，一定の圧を維持するという意味では同じです．

　プラトーでは，"開くのが遅い"肺胞が開くことによって肺内の圧は実際は低下するのですが，これを低下させないように吸気が送られます．患者がこの時点で自発的に吸気を開始しても，少しはそれに追従することもできます（VCのプラトーではまったく追従できません）．患者からみれば，吸気が機械から送られてある程度まで肺は膨張しているけれども，まだ吸い足りない，といった場合です．

　PCでは吸気のときに流量は多く（このときの最初の速度は設定できることが多い），しだいに少なくなります（VCでの漸減波に似ています）．ほとんどの場合，最後のほうには0になって，呼気に切り替わります．

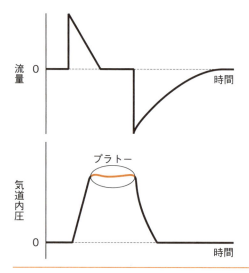

図3　PCでの流量波形（上）と気道内圧波形（下）
圧が設定気流内圧に達すると流量は少なくなり，圧を維持するために必要な流量のみ供給する（図では圧の維持にほとんど流量の供給を必要としておらず，0になっている）．

Advance ✈ 一歩進んだ知識

呼気時間の観察

　吸気時間は設定などで変化しますが，呼気に必要な時間，いいかえれば，息を吐ききるまでの時間は変化しません．つまり，同じ呼吸回数で吸気時間を延長すると，呼気時間は変化しないので相対的に呼気時間が短くなります．

　たとえば，VCで吸気流速を遅くした場合，吸気時間は自動的に延長しますので，呼気時間は短くなります．結果として，十分に吐ききれないまま吸気に移行することが起こりえます．

　吸気流速を変化させた場合，呼気時間が十分であるかを確認することは重要です．呼気は流量波形で0（基線）になったところで終了したと判断します．

Summary 📖 まとめ

- 従量式（VC）では，流速（流量）が変化すると吸気時間も変化する．
- VCの流量パターンには漸減波が最も使用される．
- 従圧式（PC）では，プラトーに達し，十分な時間維持しているかを観察する．

Quiz ❓ 応用問題に挑戦

1. 最大吸気流量 60L/分，矩形波，一回換気量400mLの場合の吸気時間を計算しなさい．

2. 問題1の設定の患者で，矩形波から漸減波に設定を変更した場合，吸気時間はどのように変化するか．
   a．延長する
   b．不変
   c．短縮する

3. 最大吸気流量を増加させると，気道内圧，プラトー圧はどのように変化するか．

解答・解説はp.269

第7章 酸素療法と人工呼吸によるサポート

10 人工呼吸器のアラーム対応

Objectives
本項の目的

- アラームが鳴った場合の基本的な対応を述べることができる．
- 従量式（VC）で気道内圧上限が鳴った場合，注意しなければならないことを述べることができる．
- 従圧式（PC）やpressure support ventilation(PSV)で一回換気量のアラームを注意する必要がある理由を説明できる．

1 初心者がまず行うこと

　人工呼吸器は患者の生命と密接にかかわっているので，甘くみてはいけません．新人看護師や看護学生は，人工呼吸器のアラームが作動したら，まず先輩看護師に報告しましょう．その際，「消音」は押してよいですが，「リセット」は押してはいけません．リセットすると，何が原因で鳴ったアラームなのかがわかりにくくなります．

　また，アラームが頻繁に鳴り，そのたびに消音している状況はいいことではありません．どうせ様子をみるのならば，アラーム設定を見直しましょう．ICUにおけるアラーム設定は，24時間ICUにいる人以外に任せてはいけません．アラームに対応する人がアラームの設定に責任をもつことは当然のことです．

　それでは，代表的なアラームをみていきましょう．

2 代表的なアラーム

1. 気道内圧上限

気道内圧が設定された圧よりも高くなっていることを知らせるアラームです．従圧式 (PC) など圧で換気を制御する場合は，通常はこのアラームは鳴りません．従量式 (VC) など量で換気を管理している際にこのアラームが鳴る場合は，気道抵抗が高くなるような気道分泌物の貯留や，肺水腫の進行などが考えられます．前述しましたが，VCでは気道内圧上限に達すると自動的に圧が解除されるため，設定した一回換気量が入りません．そのため，用手換気を行いながら原因を評価することが必要です．

その他，これはよくあることですが，気道内圧上限アラームは患者の咳や吸気相で呼気を行うことでも鳴ります．吸引を行う，もしくは患者が快適に人工呼吸を受けることができるようにモードを変更する必要が生じている場合があるので，注意が必要です．

気道内圧上限アラームは通常，30〜40 cmH$_2$Oに設定します．

2. 一回換気量下限

一回換気量下限アラームは，とくにPCやPSVのときに重要になります．前述のようにPCやpressure support ventilation (PSV) では圧で換気を管理しているため，一回換気量は保証されていません．そのため，同じ圧なのに換気量が少なくなっているということはよくあることです．アラームは，うまく換気できているときの換気量をチェックし，その80％あたりに設定します．もし，一回換気量下限アラームが鳴るのであれば，その原因をアセスメントし，設定している圧を上げる必要があるかもしれません．

PCのときには，喀痰が原因となっていることがよくあります．PSVのときにも喀痰が原因の可能性はありますが，患者の自発呼吸自体が

弱くなっている可能性もあるため考慮に入れなければなりません．

3. 無呼吸

無呼吸アラームは，設定した無呼吸時間（20秒程度がスタンダード）に達した場合や，分時換気量が下がった場合に鳴ります．これらは人工呼吸器によって異なるので，詳細は各マニュアルを参照してください．

無呼吸アラームで注意してほしいことは，患者の呼吸中枢が障害されていない場合，$PaCO_2$が閾値に達すれば，あるいはpHが低下すれば，自然と呼吸は始まるということです．

無呼吸アラームが鳴ると，自然に無呼吸換気（apnea ventilation）が開始されますが，それが曲者です．無呼吸換気によって換気が行われ，その結果$PaCO_2$が低下するかもしれません．そうすると，無呼吸換気をリセットしても，また無呼吸になってしまいます．

これは個人的なコツですが，患者の呼吸中枢に問題がない場合は，無呼吸アラームが鳴っても慌てる必要はありません．すぐに患者に「起きてください！」と言う必要はありません．その代わり，ベッドサイドでじっと患者の状態を観察してください．おそらく，きちんと呼吸ドライブがはたらき，自発呼吸が始まると思います．このとき無呼吸換気が入ると$PaCO_2$を低下させるかもしれないので，無呼吸換気の設定を見直し，必要であれば無呼吸時間の設定を延長させるとよいでしょう．

4. 分時換気量上限・下限

分時換気量は，「呼吸回数×一回換気量」で求められます．したがって，一回換気量や呼吸回数が変化することによって，分時換気量も変化します．

一回換気量や呼吸回数に対しては，それぞれ別のアラーム設定があ

るので，それで対応もできるのですが，トータルでみてどのくらい患者がうまく呼吸できているのかに対してアラームを設定することができます．

人工呼吸器によっては，分時換気量がある一定以下になると，無呼吸換気モードに入るものもあります．分時換気量下限アラームが鳴ったら，呼吸回数が少ないのか，一回換気量が少ないのかを確認しましょう．

Summary まとめ

- アラームはリセットせずに，まずは何が鳴っているのかを確認し，先輩に報告する．
- アラームの原因をまず考え，緊急性が高い場合，用手換気に切り替える．
- VCでは気道内圧上限アラームが鳴ると，設定された換気量が供給されていない可能性がある．
- とくにSIMVからPSに変えた場合，自発呼吸の一回換気量がどの程度あるか確認し，アラーム設定を見直す必要がある．

*

ここまでで人工呼吸器の基本的な話は終わりです．そのほかのモードのBiLevelやDCV（dual controlled ventilation）などについては，成書を参照するとよいと思います．

また，最近の人工呼吸器では同じような機能を搭載していても動作はそれぞれ異なっていることも多いので，使用に際しては各マニュアルを参照するようにしてください．

また，ここでは重要な加温・加湿については解説していません．加温・加湿は上気道をバイパスして気管チューブを挿入されている患者には不可欠なものです．これに関しては多くの成書がありますので，そちらを参照するとよいと思います．

Quiz ❓ 応用問題に挑戦

1. 従量式換気を行っており，自発呼吸がない患者．気道内圧上限アラームが鳴った．以下のうち，理由として適切なものはどれか．

   a. 人工呼吸器回路がはずれた．
   b. 喀痰により気管チューブが閉塞しかかっている．
   c. 肺水腫が進行している．
   d. カフ漏れしている．

2. PC-A/Cで換気されている患者に対するアラーム設定として，以下のうち最も適切なものはどれか．

   a. 一回換気量下限を厳しめに設定した．
   b. 気道内圧上限を厳しめに設定した．
   c. 分時換気量上限を厳しめに設定した．
   d. 無呼吸時間を短く設定した．

3. ウィーニング中，人工呼吸器のモードをSIMVからPSVに変更した．見直すべきアラーム設定で最も優先的なものは以下のうちどれか．

   a. 気道内圧上限
   b. 気道内圧下限
   c. 一回換気量上限
   d. 一回換気量下限

4. VC-A/Cで換気されている患者．一回換気量は400mLで設定されている．気道内圧アラームが鳴ったため駆けつけると，一回換気量は200mLしか入っていない．考えられる理由を説明しなさい．

解答・解説はp.269

第 8 章

人工呼吸中の合併症予防
―― 人工呼吸器関連肺炎

第8章　人工呼吸中の合併症予防――人工呼吸器関連肺炎

1 人工呼吸器関連肺炎（VAP）

Objectives
本項の目的
- VAPとは何かを述べることができる．
- VAPの一般的な予防法を理解する．
- VAPの予防法を通じて，研究の解釈の仕方を考えることができる．

1 VAPとは？

　人工呼吸器関連肺炎（ventilator associated pneumonia：VAP）は，ウィーニングまでの日数，ICU滞在日数，入院期間を増加させる重要な合併症です．

　VAPの定義はさまざまなものがありますが，「気管挿管後48〜72時間以降に発症した院内肺炎」という定義でおおむねよいと思います．

　VAPの発生率は9〜27％程度とされていますが，患者集団によって異なります．とくに脳神経外科患者や外傷患者が多いユニットでは，発生率は高くなる傾向にあります．

　VAPは発症時期によって分けられており，最初の4日間以内に発症したものを"Early-onset VAP"，それ以降に発症したものを"Late-onset VAP"とよびます．

　このようにVAPを2つに分けるのはなぜかというと，予後や起炎菌の種類，その耐性が異なるからです．Early-onset VAPの予後はよく，Late-onset VAPは死亡率に関係していると考えられています．起炎菌もEarly-onset VAPでは抗菌薬に感受性が高いものが多いのに対して，Late-onset VAPでは多剤耐性菌が多くなります．

詳細な細菌学的な知識や抗菌薬の知識は，一般的なクリティカルケア看護に必要ではないと思いますが，ユニットで起こっていることを考えるためには多少の知識は必要です．

実際に，ある特定の細菌が1つのユニットから多く検出されることがあります．この場合，原因を考える必要があるのですが，そのときに細菌の種類を知っておくと，どのような伝播経路なのかを推測することができます．

Advance ✈ 一歩進んだ知識

定着（colonization）か起炎菌か

喀痰の細菌培養で細菌が検出されたとき，考えなければならないことがあります．それは，その細菌は定着（colonization）しているのか，起炎菌になっているのかです．細菌が気管内に存在しているだけでは，起炎菌になっているとはいえません．これは，その細菌の特性を知ることによってある程度推測することができます．

このことはVAPに対する予防法や，その評価を考える場合に重要となります．

2 VAPの経路は2つ考えられる

細菌の侵入経路は，**図1**に示すように2つの経路が考えられます．

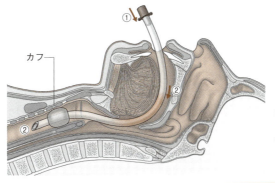

① 気管チューブ内腔を介した経路
② 気管チューブ外を介した経路（いわゆる垂れ込み）

図1　細菌の進入経路

ここでは，この2つの侵入経路に分けて，予防策とその効果について述べます．

Clinical Tips 臨床の要点とコツ

VAPの予防法の有効性

VAPの予防にはさまざまな方法があり，その方法の適否について看護師が意思決定を行うものが多いという特徴があります．

ここではそのケアの有効性に関して，過去に行われてきた研究結果などをみながら考えています．

「○○というケアを行うべきである」など，はっきりということができれば，私も読者もわかりやすいのですが，現在行われているケア（のみでなく，医療にまつわるあらゆる行為についてもそうですが）については，さまざまなレベルの研究から，さまざまな結果が出ています．そのため，「これはエビデンスがある」「これはエビデンスがない」と，はっきりと分けることができるものではないのです．

3 気管チューブ内腔を介した経路における予防策はそれほど効果がない

「気管チューブ内腔を介した経路」としては，回路を含む人工呼吸器の汚染，開放式吸引やバッグ換気などによる回路の開放による外気からの細菌の侵入などが考えられます．

これらを防ぐには，人工呼吸器回路を清潔に保つために，回路を頻繁に交換することやフィルター機能つき人工鼻（heat and moisture exchange filter：HMEF）の使用，閉鎖式吸引回路の使用などが効果的だと考えられます．

1．人工呼吸器回路の頻回な交換

人工呼吸器回路の頻回な交換は，かつては推奨されていた時期もありましたが，現在では効果がないことがいくつかの研究により明らかになっています．

米国疾病管理予防センター（Centers for Disease Control and

Prevention：CDC）の勧告[1]では，明らかに汚染された場合や機能不全を起こしている場合を除き，肺炎防止の目的のために人工呼吸器回路を定期的に交換しないこと，とされています．

2. フィルター機能つき人工鼻（HMEF）

次に，回路からの細菌の侵入を強力にブロックするHMEFをみてみましょう．

このHMEFも，VAP発生率に影響を与えるとははっきりとはいえません．Siemposら[2]はHMEFと従来の加温加湿器がVAP発生率へ与える影響を検討した研究をメタアナリシスした結果，VAPの発生率に差はないと報告しています．

Advance 一歩進んだ知識

HMEFの有益な点

VAP予防効果が大きくないとしたら，HMEFの有益な点はどこにあるのでしょうか．
1つは，コストが挙げられます．高価な熱線入り人工呼吸器回路を，数時間あるいは数日間の人工呼吸のために使用することは非経済的です．そのため，それらの患者に対して，状況が許すのであればHMEFを使用してもよいかもしれません．

3. 閉鎖式吸引

最後に，閉鎖式吸引をみてみましょう．

閉鎖式吸引は開放式吸引と比較してVAP発生率を低下させるのではないかということは昔からいわれており，数々の研究が行われてきました．しかし，そのほとんどの研究で，閉鎖式吸引は開放式吸引と比較してVAP発生率を低下させる，という仮説は否定されてきました（唯一Combesらの検討では多変量解析の結果，閉鎖式吸引はVAP発生率の減少と関連しているという結果を出してはいますが……）[3]～[5]．

そして，2005年に大規模なランダム化比較試験（Randomized

Controlled Trial：RCT）において閉鎖式吸引のVAP発生率減少への効果が否定されると[6]，「閉鎖式吸引にはVAP予防の効果はない」ということがほぼ決定的になったと考えられるようになりました[6].

閉鎖式吸引には「回路を開放しない」というメリットがありますが，回路を複数回使用するため，カテーテルに付着した細菌が繁殖する[7]というネガティブな側面もあります．しかし，定期的な閉鎖式吸引回路の交換においてもVAP発生率に影響を与えるという結果は出ていません[8].

＊

これらのことから何がいえるのでしょうか？　1つには，VAP発生に気管チューブ内腔を介する経路は大きな影響を与えているわけではないのではないか，ということです．この経路は関係ない，ということではありません．大きな影響を与えていないのではないか，ということです．

Advance ✈ 一歩進んだ知識

閉鎖式吸引回路の有効性

VAP発生率の減少に効果がないのに，なぜ閉鎖式吸引回路が近年普及しているのでしょう？

1つの方法の有効性に関しては，さまざまな側面から検討する必要があります．吸引回路に関しても同様で，肺炎予防効果のみならず，使いやすさや効率のよさ，コストなどについても考えなければなりません．

閉鎖式吸引は手技が簡便なうえに，一回使い捨ての開放式吸引と比較してもコストが増加しません．また，吸引中の低酸素血症や肺虚脱を防ぎます．

また，回路交換の間隔という面からみると，48時間間隔での回路交換から1週間間隔での交換に変えても，VAP発生率に変化はありませんでした[9]．そして，1週間間隔の交換にすると，むしろVAP発生率は低下したとの報告があります[10].

さらに交換頻度を延長して7日，30日間隔にしたところ，2日間隔での交換と比較してVAP発生率をさらに低下させた[11]という報告もあります．

1 | 人工呼吸器関連肺炎（VAP）

4 | 気管チューブ外を介した経路——垂れ込みの予防

次に，「気管チューブ外を介した経路」（いわゆる垂れ込み）を防ぐ方法を考えてみます．

1つには，カフ上部吸引が挙げられます．その他，カフ圧の適正管理やヘッドアップも挙げられます．さらに，近年重要視されている口腔ケアも垂れ込む分泌物を清浄化するという点でここに含まれるものです．

1. カフ上部吸引

カフ上部吸引はその名のとおり，カフの上部に吸引用の側孔がついているものです（**図2**）．

すべての気管チューブ（気管挿管チューブ）にこのような機能がついているわけではなく，ついているのは一部です．ここからカフの上部に溜まる唾液などを吸引しようという試みです．

カフ上部吸引はCDCのガイドライン[1]でも推奨されているVAP予防法です．いくつかの信頼性のある研究において，その効果が証明されています[13),15)]．

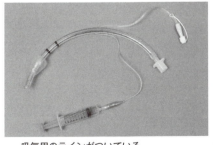
吸気用のラインがついている

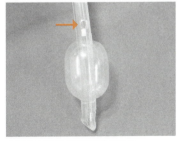
カフの上部に吸引用側孔がある

図2 カフ上部吸引機能つき気管チューブ

Advance ✈ 一歩進んだ知識

カフ上部吸引の適切な方法

　研究で用いられているカフ上部吸引の方法は，一定ではありません．たとえばある研究[12]では持続的に20mmHgで吸引しており，ある研究[13]では8秒間吸引し20秒間の休止期間を設けています．

　カフ上部吸引は私の施設でも行っていましたが，「吸引できないことが多い」というのが印象でした．米国でも同様の話を聞いたことがあります．48％で有効な吸引ができなかったとの報告もあります[14]．考えられる理由として，粘膜が吸引孔にくっついてしまうことが挙げられています．今後は，どのような方法で行えば効果的に吸引できるかが焦点になるのかもしれません．

　カフ上部吸引は有効な手法だと考えられますが，その方法や効果がない場合の解決策など，いまだ手探りの状態です．これらに関しては各施設で工夫し，有効な解決策を広く発信する必要があると思われます．

2. カフ圧の管理

a. 低容量高圧カフと大容量低圧カフ

　気管チューブのカフは，下気道，肺における気体のリークを防ぎ，分泌物などが下気道へ侵入することを防ぐ役割をもっています．カフには，低容量高圧カフ，大容量低圧カフがありますが，現在使用されている気管チューブはほとんどが後者です．

　低容量高圧カフと比較して，高容量低圧カフは気管への障害が少ないことが示されており[16]，また，気管全体を幅広くシールして「垂れ込み」を防止する効果が期待できます．そのため，通常は高容量低圧カフが好んで使用されます．

b. サイレント・アスピレーション（Silent Aspiration）

　さて，ここまでは「垂れ込み」という用語を使用してきましたが，ここからは少し専門的にサイレント・アスピレーション（silent aspiration）という用語を使用してみようと思います．このサイレント・

アスピレーションは「目にみえない誤嚥」を指すもので，いわゆる「垂れ込み」とほとんど同義です．

c. カフ圧の管理

カフ圧に関してみると，高すぎるカフ圧は気道粘膜の虚血を引き起こすため，30cmH$_2$O以下にする必要がある[17]とされます．反対に，低いカフ圧は下気道への「垂れ込み」を引き起こし，人工呼吸器からの送気をリークさせてしまいます．

近年では，カフ圧計を用いて管理することが一般的になっているため，「耳たぶの柔らかさ」という名人技で管理しているのであれば，早めにカフ圧計の購入を検討すべきだと思います〈カフ圧計がない場合でも，人工呼吸を行っている患者であれば「耳たぶの柔らかさ」ではなく，リークがなくなる最低限の容量（minimal occlusive technique: MOT）で管理するほうが一般的です〉．

カフ圧の管理に関しては，気道粘膜の虚血防止のために定期的にカフのエアを抜くという行為も行われてきましたが，その行為に効果はなく[18]，むしろ誤嚥を助長する可能性があるため，現在では推奨されていません[19]．

Clinical Tips 臨床の要点とコツ

カフ圧管理の効果

カフ圧の管理で重要なことは，カフ圧が適正でも，垂れ込みは起こるということです[20]．これは，「カフ圧の管理のみで安心してはいけない」ということを示すものであって，「カフ圧は適当でよい」ということを示しているのではもちろんありません．

カフ圧の適正な管理に関しては，理論上有効であるものの，直接的にカフ圧とVAP発生率に関して調査したものは見あたりません．多変量解析を使用し，低いカフ圧（20cmH$_2$O）がVAPの発生と関連しているという報告[21]はあるため，それよりも高く，かつ30cmH$_2$O以下のカフ圧で管理することは必要であろうと思います．

3. 口腔ケア

a. 細菌のリザーバー ──デンタル・プラーク─

　重症患者では入院してから48時間以内で咽頭の細菌叢が変化するといわれ，それらのプールされた細菌はVAPの原因となると考えられています．そして，デンタル・プラークは重要な細菌のリザーバーであると考えられています．デンタル・プラークとは歯の表面にみられるバイオフィルム（細菌などで構成される膜）のことです．デンタル・プラーク内の細菌叢は，健康状態の変調により変化します．

　ICUにおいては，デンタル・プラークは院内感染の起炎菌のリザーバーであり，入院日数が増加するにつれ，プラークが増えるとされています．つまり，口腔内細菌を減少させるためにはプラークの除去が必要だということです．

b. クロルヘキシジンを用いたVAP予防の研究

　口腔内の細菌はVAPの発生と関連があると考えられ，多くの研究がなされています．

　Fourrierら[22]はこの考えのもとに，気管挿管，人工呼吸器装着患者を対象に，0.2％クロルヘキシジンの口腔内塗布がVAP発生や院内感染にもたらす効果についての研究を行いました．その結果，0.2％クロルヘキシジンの塗布は，デンタル・プラークの細菌増殖を減少させることができたものの，VAP発生率（／1000使用日数）においては差は出ませんでした．

　この研究では，ブラッシングを行っていないことや，クロルヘキシジンの濃度が低かったこと，サンプルサイズなどが効果が出ない原因として考えられました．

　その後，さらに濃度が高い2％クロルヘキシジンを使用した研究では，クロルヘキシジンの使用はVAP発生率を減少させるという結果が発表されました[23]．

　この2つの結果をみると，クロルヘキシジンの濃度がVAP発生率の

低下に影響を与えているようにみえますが，異なる結果が出た要因はそれだけではありません．2つの研究では，どちらも液体の消毒薬ではなくゲルを使用していますが，その塗布回数は後者のほうが多いのです（4回／日）．これらの結果をそのまま臨床に応用することは，そう簡単ではありません．なぜなら，日本では"基本的に"口腔内でクロルヘキシジンを使用することは禁じられているからです（ごく少量では使用している洗口液もあります）．

ちなみに，2%という濃度は，手指消毒で使用する濃度です．そしてこれらの研究は，なんとなく私たちが考えている「口腔ケア」というよりも「除菌」なのです．これらの研究結果を私たちの臨床実践に応用するには，注意が必要です．

c. ポビドンヨードを用いたVAP予防の研究

日本での臨床ではイソジンガーグル（7%ポビドンヨード）を口腔ケアに使用していることが多いと思います．このポビドンヨードに関しても検討があります[24]．

この研究では，鼻咽頭を直接60mLのポビドンヨード洗浄液（約3%）で4時間間隔にリンスすることによって，生理食塩水でリンスした場合と比較してVAP発生率を低下させました．しかし「ポビドンヨードでの口腔ケアは効果がある」と早合点してはいけません．

この研究で使用されている60mLでの「鼻咽頭」洗浄は，意識がある患者にはかなり苦痛を伴う行為です．そのためこの研究では，意識レベルが低下している頭部外傷患者のみを対象としています．このような，限定した条件下では効果があることが示唆されている，と理解するほうがよいと思います．

d. ブラッシングのVAP予防への効果

上述の研究では，ブラッシングを行っていないという特徴があります．ブラッシングの効果に関してはいまだはっきりとわかっていませんが，ブラッシングはVAP発生率を低下させなかったという学会報告

もなされています．

e．積極的な口腔ケアの効果

このように，口腔ケアにはさまざまな側面からの検討がなされていますが，ポイントは，これらの検討は「口腔ケアは意味がない」ということを示しているわけではない，ということです．

通常の口腔ケアはどの研究でもベースとして行われていることを考えれば，むしろ，「積極的な口腔ケアに効果があるのかは，よくわかっていないことがある」と理解するとよいのではないかと思います．

VAPのリスクが高い患者のみにプラークフリーを含む積極的な口腔ケアを行うと，効果が上がるのではないかと推測しています．そのため，「これからの課題は，どのような患者に積極的な口腔ケアを行うべきか？」という話になるのではないかと思います．

4．ヘッドアップ

a．ヘッドアップの角度

ヘッドアップは胃からの逆流による誤嚥を防ぐといわれてきました．

VAPに対しては，45°のヘッドアップは完全な仰臥位と比較してVAP発生率を低下させるとされています[25]．このことより，ヘッドアップは推奨されるのですが，はたしてどのくらいヘッドアップするのがよいのかは，難しい問題です．

特殊な患者を除いては，ある程度ヘッドアップしているのが現状だと思います．ただし，通常，45°まで挙げるのはなかなか難しいと思います．45°は思ったよりずっと高くみえます．

実は，45°のヘッドアップは完全な仰臥位と比較してVAP発生率を低下させる，とした前述の研究は完全な仰臥位と比較しているため，必ずしも45°でなければならない，とはいえないのです．

たとえば，通常25°程度で管理している場合，それと45°を比較してどうか，ということはよくわかっていません．また，実際問題として，

45°のヘッドアップをスタッフみんなに普及させるのは難しいとされています[26].

b. ヘッドアップを行う努力

ただし，ヘッドアップは行わなくてもよい，ということではありません．理論上，ヘッドアップを行う努力は必要でしょう（なかなか努力しても45°は維持できないものです）．

そして，絶対に45°！ではなく，ヘッドアップを行うことを気にする姿勢が重要ではないかと思います．現実的には30°程度が妥当だと思います．

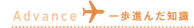

胃内容物の逆流

胃内に放射線同位元素を注入すると，数時間後にはその放射線同位元素が気管内から吸引物として得られることが明らかになっています[27].

この誤嚥はヘッドアップによって減少させることができますが，完全に防止できるわけではありません[18].

ヘッドアップの効果

ヘッドアップには，VAP予防以外にもさまざまな効果があると私は考えています．たとえば，患者をより覚醒させることができるのではないか，自発呼吸を促進するのではないか，というようなことです．

そういうことも含めて，私はヘッドアップを推奨したいと思います．ヘッドアップを行うとside-to-sideの体位変換ができないという意見もありますが，ここでは，そのことよりも自発呼吸を促すこと，VAP予防を優先することのほうがよいことが多いと思います（もちろん患者によります）．

私は，患者を長時間ヘッドアップで管理することが多かったので，受け持ったときと最後のときに褥瘡が発生していないか，その予兆はないかを必ず観察していましたが，問題はありませんでした（あくまでも経験上の話です）．ただし，ヘッドアップ中には多少の体位変換は必要です．

＊

　カフ上部吸引，カフの管理，口腔ケア，ヘッドアップについてみてきましたが，「気管チューブ外を介した経路（いわゆる垂れ込み）」は，VAP予防において重要であるという印象を受けます．この部分では看護師が介入することが多いため，今後の研究の動向を伺いながらケアを検討することが望まれます．

　また，いまだ検証されていませんが，たとえば気管挿管中の嚥下機能など，VAP発生に関与しそうな問題もあります．これらの点もこれからの課題であろうと思います．

5　重要なのは「そこそこ」のケアを組み合わせることと全身管理

1．「そこそこ」のケアの組み合わせ

　VAP予防のためのケアに関して述べてきましたが，一つひとつのケアに関しては賛否両論存在することも多いことがわかったと思います．

　そこで，一つひとつのケアというよりも，トータルなVAP予防のためのケアが重要ではないかと考えられます．つまり，一つひとつのケアに重点を置くというよりも，「それぞれ，すべてをある程度行うことによって効果を上げる」ということです（これがVentilator BundleやVAP Bundle）と呼ばれるものです．

2．患者の全身管理

　VAPの発生に関しては，細菌の侵入は免れないものです．ここで考えてほしいのは，細菌の侵入がすべての患者に起こるとするのならば，ただの細菌の定着のみですむ患者と感染を発症する患者がいるわけで，その差はどのように決まっているのか，ということです．

　1つは，細菌の量かもしれません．そのために，できるだけ侵入しないようにヘッドアップなどが行われます．

もう1つは，これは強調したい部分ですが，患者の状態，とくに全身状態です．この全身状態を軽視して，デバイス（フィルターや閉鎖式吸引など）にこだわっても根本的な解決にはならないのではないか，そのように感じます．そのため，鎮静管理や栄養管理などに気を配る必要があります．

　さらにVAP予防に重要なことは，人工呼吸器使用日数を少なくすることです．早期のウィーニングを進めること，無駄な人工呼吸管理をしないことがVAPを予防する最も根本的な方法です．

Summary　おさえておきたいポイント

- サイレント・アスピレーションはVAPの原因として重要である．
- VAP予防に重要なのは単一の予防法でなく，いくつかのケアの組み合わせである．
- ヘッドアップはさまざまな効果が期待される．意識して行うべき．
- 口腔ケアの有効性は確立していないものの，行う必要がないわけではない．
- 一番の予防法は早期のウィーニングである．

引用文献
1) Tablan OC et al : Guidelines for preventing health-care—associated pneumonia, 2003: recommendation of CDC and the Healthcare Infection Control Practices Advisory Committee. MMWR Recomm Rep 53 (RR-3) : 1-36, 2004
2) Siempos II et al : Impact of passive humidification on clinical outcomes of mechanically ventilated patients: a meta-analysis of randomized controlled trials. Crit Care Med 35 (12) : 2843-2851, 2007
3) Deppe SA et al : Incidence of colonization, nosocomial pneumonia, and mortality in critically ill patients using a Trach Care closed-suction system versus an open-suction system: prospective, randomized study. Crit Care Med 18 (12) : 1389-1393, 1990
4) Johnson KL et al : Closed versus open endotracheal suctioning : costs and physiologic consequences. Crit Care Med 22 (4) : 658-666, 1994
5) Combes P et al : Nosocomial pneumonia in mechanically ventilated patients, a prospective randomized evaluation of the Stericath closed suctioning system. Intensive Care Med 26 (7) : 878-882, 2000
6) Lorente L et al : Ventilator-associated pneumonia using a closed versus an open tracheal suction system. Crit Care Med 33 (1) : 115-119, 2005
7) Webb CH et al : Contamination of multi-use closed tracheal suction catheters: an in-vitro study. J Hosp Infect 31 (3) : 219-224, 1995
8) Kollef MH et al : Mechanical ventilation with or without daily changes of in-line suction catheters. Am J Respir Crit Care Med 156 (2 Pt 1) : 466-472, 1997

9) Hess D et al : Weekly ventilator circuit changes. A strategy to reduce costs without affecting pneumonia rates. Anesthesiology 82 (4) : 903-911, 1995
10) Han JN et al : Effects of decreasing the frequency of ventilator circuit changes to every 7 days on the rate of ventilator-associated pneumonia in a Beijing hospital. Respir Care 46 (9) : 891-896, 2001
11) Fink JB et al : Extending ventilator circuit change interval beyond 2 days reduces the likelihood of ventilator-associated pneumonia. Chest 113 (2) : 405-411, 1998
12) Kollef MH et al : A randomized clinical trial of continuous aspiration of subglottic secretions in cardiac surgery patients. Chest 116 (5) : 1339-1346, 1999
13) Smulders K et al : A randomized clinical trial of intermittent subglottic secretion drainage in patients receiving mechanical ventilation. Chest 121 (3) : 858-862, 2002
14) Dragoumanis CK et al : Investigating the failure to aspirate subglottic secretions with the Evac endotracheal tube. Anesth Analg 105 (4) : 1083-1085, 2007
15) Vallés J et al : Continuous aspiration of subglottic secretions in preventing ventilator-associated pneumonia. Ann Intern Med 122 (3) : 179-186, 1995
16) Loeser EA et al : Tracheal pathology following short-term intubation with low- and high-pressure endotracheal tube cuffs. Anesth Analg 57 (5) : 577-579, 1978
17) Seegobin RD et al : Endotracheal cuff pressure and tracheal mucosal blood flow: endoscopic study of effects of four large volume cuffs. Br Med J (Clin Res Ed) 288 (6422) : 965-968, 1984
18) Powaser MM et al : The effectiveness of hourly cuff deflation in minimizing tracheal damage. Heart Lung 5 (5) : 734-741, 1976
19) Tyler DO et al : Developing a standard for endotracheal tube cuff care. Dimens Crit Care Nurs 10 (2) : 54-61, 1991
20) Orozco-Levi M et al : Semirecumbent position protects from pulmonary aspiration but not completely from gastroesophageal reflux in mechanically ventilated patients. Am J Respir Crit Care Med 152 (4 Pt 1) : 1387-1390, 1995
21) Rello J et al : Pneumonia in intubated patients: role of respiratory airway care. Am J Respir Crit Care Med 154 (1) : 111-115, 1996
22) Fourrier F et al : Effect of gingival and dental plaque antiseptic decontamination on nosocomial infections acquiredin the intensive care unit: a double-blind placebo-controlled multicenter study. Crit Care Med 33 (8) : 1728-1735, 2005
23) Koeman M et al : Oral decontamination with chlorhexidine reduces the incidence of ventilator-associated pneumonia. Am J Respir Crit Care Med 173 (12) : 1348-1355, 2006
24) Seguin P et al : Effect of oropharyngeal decontamination by providone-iodine on ventilator-associated pneumonia in patients with head trauma. Crit Care Med 34 (5) : 1514-1519, 2006
25) Drakulovic MB et al : Supine body position as a risk factor for nosocomial pneumonia in mechanically ventilated patients: a randomized trial. Lancet 354 (9193) : 1851-1858, 1999. Ann Intern Med 116 (7) : 540-543, 1992
26) van Nieuwenhoven CA et al : Feasibility and effects of the semirecumbent position to prevent ventilator-associated pneumonia: a randomized study. Crit Care Med 34 (2) : 396-402, 2006
27) Torres A et al : Pulmonary aspiration of gastric contents in patients receiving mechanical ventilation: the effect of body position. Ann Intern Med 116 (7) : 540-543, 1992

1 | 人工呼吸器関連肺炎（VAP）

Quiz ❓ 応用問題に挑戦

1. 人工呼吸器関連肺炎（VAP）の予防に関して適切なものに○，不適切なものに×を入れなさい．
   - （　）a. 禁忌でなければ頭部を挙上する．
   - （　）b. 人工呼吸器回路をこまめに交換する．
   - （　）c. 閉鎖式吸引回路を使用する．
   - （　）d. カフ圧を15cmH$_2$O程度に維持する．

   解答・解説はp.269

Quiz ② の解答と解説

p.45

1. **a.** ×
   幻覚・幻聴は，精神疾患やせん妄がなくても生じることがあります．

   b. ○
   身体的な苦痛と精神的な苦痛は相互に影響しあっており，切り離して考えることはできません．疼痛は心理的なストレスを増強させるかもしれませんし，心理的なストレスは疼痛を増強させるかもしれません．

   c. ×
   一般的に，人工呼吸管理を受けた患者におけるPTSD発生率は9％程度だとされています．

2. **a.** ×
   危機とは，なんらかの障壁があり，習慣的な問題解決の方法を用いてもそれを克服できないときに生じるものです．すべての障壁が危機ではなく，その人が通常の対処を行っても克服できない場合，危機となります．

   b. ×
   フィンクの危機理論では，身体機能を喪失した患者（家族ではなく）の適応過程を理論のベースとしています．

   c. ×
   防御的退行，ショックの時期には，患者は防御的になっており，現実を直視しないことで精神構造の安定化を図っていると考えられます．その時期に，無理矢理に現実を直視させることは適切ではありません．

   d. ×
   フィンクの危機理論の各フェイズの期間はそれぞれで，何日程度ということは困難です．また，段階別に進むわけではなく，各フェイズを行ったり来たりする特徴があることも覚えておきましょう．

p.66

1. **Japan Coma Scale，Glasgow Coma Scale**
2. **JCS Ⅲ-100**
   払いのける動作があるということで，JCS Ⅲ-100となります．
3. **JCS-Ⅲ-200**となります．
   問題2と少し異なり，右手首を屈曲しています．また，下肢は伸展しています．これは，払いのける動作というよりは除皮質硬直に近いのではないかと考えられます．
4. **E2 V2 M5**
   開眼するのでE2，単語ではなく，うめき声なのでV2（単語があればV3になる），Mは難しいのですが，痛みの部位まで手をもっていく動作がある（疼痛部位を認識している）ので「払いのける」と判定します．ただし，この場合，除皮質硬直と鑑別する必要があるので，手首の屈曲があるかを観察しましょう．また，M5は疼痛部位を認識しているかがポイントになるので，胸部以外のほかの部位に対しても痛み刺激を行い，疼痛部位を認識しているかを見てみると良いでしょう．腸骨稜を強く刺激して，そこに右手をもってくる場合，疼痛部位を認識している，つまりM5と確信をもつことができます．

5. **E1 VT M3**
   開眼しないのでE1，気管挿管されている場合は「T」と評価されます．GCSを合計点で表すとき，「T」を何点とするのかについては諸説ありますが，1点と計算する場合が多いと思います．さて，Mですが，この例では右半身は除皮質硬直，左半身は除脳硬直ですね．GCSでは「最良」反応をつけることになっていますので，ここでは除脳硬直よりも良い除皮質硬直で点数をつけます．

6. **スケールでは判定できない細かな情報に関する変化がわからない**
   GCS，JCSは，大まかな患者の状況を簡潔に表すことができるようにしたものです．ICUでは，患者の細かな変化を記録する必要があるため，スケールだけでは不十分です．意識レベルは，スケールのみでなく，患者の状態を記述して表すことが大切です．

p.74

1. **内包（内包後脚）**
   上位運動ニューロンは内包後脚を通過します．そのため，その近郊で脳出血が起こると片麻痺が生じます．
2. **多くの上位運動ニューロンは，延髄の錐体交叉によって左右逆になるために障害部位と反対側に麻痺が現れます．**
3. **a.** ○
   皮質下の出血では，内包の近くで起こる被核出血などと異なり，麻痺はあっても局所的なものに終わることが一般的です．

   b. ×
   除脳硬直の患者では，意思により力を入れることができるわけではないので，MMTを測定することは困難です．

   c. ○
   前大脳動脈は主に下肢に関する領域を栄養しているので，下肢の障害に注意する必要があります．

   d. ○
   中大脳動脈は左右上肢に関する領域を栄養しているので，上肢の障害，とくに左右差に注意する必要があります．

p.80

1. **b, d**
   脳神経は脊髄を通らず，直接脳に出入りします．そのため，脳の状態を反映しやすく，脳神経の評価に重要となります．
   脳神経には，運動神経のみでなく，感覚神経，自律神経も含まれます．感覚神経としては，嗅神経，聴神経，顔面の感覚を司る三叉神経や顔面神経などがあります．自律神経としては，迷走神経があります．

2. ①a, c
   ②b
   右眼の直接対光反射は存在することから，右の視神経，動眼神経は正常だと考えられます．左眼は直接対光反射はありませんが，右眼に光を当てると収縮することから，動眼神経は正常であり，視神経が障害されていることが推測されます．このような例は，顔面や頭部の外傷患者で時折みかけることがあります．

p.89

1. 心拍出量，末梢血管抵抗
2. 前負荷，心収縮力，心拍数
   前負荷は，ようするに血管内容量（ボリューム）のことですね．心拍出量は1分間あたりの拍出量なので，心拍数も決定因子になります．
3. ×
   1回の収縮で拍出される量は，一回心拍出量（Stroke Volume）といいます．
4. 上昇
   左室拡張末期容量（LVEDV）が増加すると，心拍出量は増加します．しかし，あまり増加しすぎると，心拍出量は不変か，むしろ減少します．

p.105

1. ①心収縮力
   ②前負荷
   ③末梢血管抵抗，前負荷
   敗血症では，末梢血管抵抗が低下するとともに，サードスペースを形成し，血管内容量が減少します．
2. 末梢の温かさ
   本文参照．厳密にはわかりませんが，末梢が温かいのに末梢血管抵抗が高いという状況は起こりません．そのため，血圧が低下している患者で末梢が温かければ，「あれ？」と思わなければなりません．
3. b
   血管内容量が少ない場合，通常，腎では再吸収を亢進させ，尿量は減少します．
4. a
   末梢は冷たいので，末梢血管抵抗はそれほど低下しているとは考えられません．心収縮力はここではわかりません．心拍数は減少しているので，それによって血圧が低下しているのかもしれません．心拍数の増加を伴わないので，前負荷の問題は考えにくいです．
5. b
   末梢は冷たく，末梢血管抵抗はそれほど低下しないと考えられます．高齢なので，心収縮力は低下しているかもしれません．心拍数は正常，前負荷は今まで普通に生活しているので，それほど低下していないと思われます．酸素飽和度の低下とあわせて考えると，心収縮力の低下

（と肺水腫）が考えられます．

6. a, d
   末梢が温かいことから，末梢血管抵抗は低下している可能性があります．尿が混濁していることから，尿路感染による敗血症が考えやすいですね．年齢は若いので心収縮力に問題があることは比較的まれでしょう．心拍数も十分にありますね．頻脈なのは，おそらく前負荷の問題だと思います．前負荷は心拍数が増加している，また，意識障害があることから（自分で摂取できない）低下している可能性があります．もちろん，敗血症だと考えれば，血管内容量が減少していると考えることができます．
7. a
8. a. × b. ○ c. × d. ○
   組織への還流圧の指標としては，平均動脈圧が使用されます．両者では拡張期圧が異なり，面積も異なりますから，平均動脈圧が異なることが推測されます．B氏のほうが拡張期圧が低く，面積も小さいため，平均動脈圧が低いことになります．

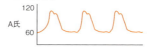

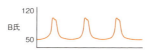

9. a. ○
   陽圧換気では胸腔内圧が吸気時に高くなるので，値も高くなります．
   b. × c. × d. ○
   最も胸腔内圧の影響を受けないのは呼気終末です．
10. b
11. a
12. b
    前負荷が不十分な患者にドブタミンを投与すると，「空打ち」をしてしまいます．
13. a, b, d
    β受容体は，心収縮力を増大し，心拍数を増加させます（β₁作用）．よって，β遮断薬は心収縮力を低下させ，心拍数を減少させます．また，β遮断薬は気管支収縮筋に対しては収縮作用があります（β₂作用）．ちなみに，臨床で頻用されるランジオロール塩酸塩（オノアクト®）は選択的β₁遮断薬であり，気管支収縮筋に対する収縮作用は最小となるようになっています．

p.112

1. a. ○
   換気の問題です．

b. ◯
呼吸数や換気量が減少していれば換気の問題です。
c. ×
肺でのガス交換が不十分になるので，酸素化の問題です。
d. ◯
頸髄損傷なので，呼吸筋の麻痺が考えられます。換気の問題です。
e. ×
肺でのガス交換が不十分になるので，酸素化の問題です。

2. b
呼吸は$PaCO_2$，pH，PaO_2値が中枢にフィードバックされることによって調節されています。通常は，$PaCO_2$によって調節されています（CO_2換気応答）。

3. ①a
　②a
$PaCO_2$が上昇すると呼吸中枢へ刺激が伝わり，換気を促進させる方向にはたらきます。そのため，呼吸回数は増加します。

p.117

1. a. × b. ◯ c. ◯
気管チューブの先端は，気管分岐部より4cmほど頭側にあるのが適切です。気管チューブが浅いと抜管の危険性が増し，深すぎると片肺挿管の危険性が増します。片肺挿管は右肺に起こることが多く，換気量の低下（従量式），気管内圧の上昇（従圧式）がみられます。

2. a. × b. × c. ◯
SpO_2は経皮的にパルスオキシメータを使用して得られる酸素飽和度，SaO_2は動脈血液ガス分析で得られる酸素飽和度です。酸素飽和度は酸素化を示す指標であって，換気の指標とはなりにくいので注意が必要です（換気の指標，つまり二酸化炭素分圧をモニタリングする場合はカプノメトリーを行う必要があります）。
パルスオキシメータでは，動脈血と静脈血の酸素化ヘモグロビンの量の違いを吸光度で判別します。

p.130

1. (760-47)×0.2=142.6
2. (760-47)×0.3=213.9
3. (760-47)×0.3-1.2×40=165.9
4. 165.9-70=95.9
5. ①120/0.4=300
　②90 mmHg
呼吸状態が変化しなければ，P/Fは一定だと考えられます。X/0.3=300なので，X=300×0.3，つまり，90mmHgとなります。

6. 27%
酸素を投与しない状態で，この患者のP/Fは60/0.2=300です。PaO_2を80mmHgにするには，80/X=300であり，80/300で0.27となります。よって，酸素濃度は27%です。

7. a
鎮静，筋弛緩下，体温に変化がないので，二酸化炭素産生量が変化したとはあまり考えられません。無気肺などの原因により肺胞低換気が生じたと考えるほうが適切です。ちなみに，肺胞換気量は分時換気量から生理学的死腔を引いたものであり，分時換気量が変化しなくとも，生理学的死腔が増加すれば低下することに注意が必要です。

8. d
シバリングがみられているので，二酸化炭素産生量が増加していると考えることができます。もちろん，肺胞低換気の可能性も否定できません。

9. a. ◯ b. × c. ◯ d. × e. ◯
酸素運搬量は，$DO_2=CO×\{(1.34×Hb×SaO_2)+(0.003×PaO_2)\}$で求められます。

10. A氏
A氏：$5×[(1.34×8×0.98)+(0.003×90)]=53.878$ mL/分
B氏：$5×[(1.34×3.5×1.0)+(0.003×230)]=26.9$ mL/分
計算式を覚えることが重要ではなく，ヘモグロビン量と酸素飽和度が重要であることを覚えておきましょう。

p.140

1. 40
2. 24
3. **呼吸性アシデミア**
pHが低下しているので，アシデミアです。HCO_3^-が正常でCO_2が上昇しているので呼吸性となります。

4. **代謝性アシデミア**
pHが低下しているので，アシデミアです。CO_2が正常でHCO_3^-が低下しているので代謝性となります。（ここではシンプルにしましたが，深読みすると，呼吸性の代償が行われていないので，呼吸性のアシデミアを合併していることになります。）

5. ①**呼吸性**
呼吸数が減少しているので，肺胞低換気が起こっていると考えられます。
②**代謝性の代償が起こり，pHが正常になっていると考えられます。具体的には，HCO_3^-が上昇していると予想されます。**

p.154

1. **48L程度**
体重の60%が水分なので，80×0.6=48kgです。比重が1L=1kgとすると，48Lの水分があることになります。

2. **16L程度**
人体の水分は細胞内：細胞外で1：2に分布しています

から，48×1/3で16Lとなります．
3. 4L程度
16Lの水分が，組織間液：循環血液で3：1で分布していますから，16×1/4=4Lが循環血液になります．
4. 約14.3%
70kgの成人の正常な循環血液は，体重の5%ですので，3.5Lです．0.5Lは3.5Lの約14.3%です．
5. c
正常な水分出納バランスは，＋500mL程度です．そのため，バランスが0である場合は，実質は体内の水分が少なくなっていると考えられます．
6. a
体温が上昇したことによって，見えない水分喪失が増加しているので，見かけ上のバランスはプラスに傾きます．このような場合，正常な＋500mLというバランスが水分が不足していることを示すことが多いです．
7. d
まず，循環血液の何%を喪失したかを計算します．50kgの成人の循環血液量はその5%ですので，2.5Lとなります．200mLの循環血液喪失は，0.2/2.5＝0.078で8%の循環血液量の喪失となります．本文にある循環血液の喪失とバイタルサインの関係を示した表からみると，8%ではバイタルサインの変化はみられません．
8. b, d
インスリンの投与により，血清カリウムは低下します．また，アルカローシスも血清カリウムを低下させます．反対に上昇させる状態としては，アシドーシス，濃厚赤血球の投与が挙げられます．看護師は，受け持ち患者の血清カリウム値を把握する必要があり，また，これらの血清カリウム値が変動する要因が生じた場合，血清カリウム値がどうなるかな，と考える必要があります．必要であれば，動脈血液ガス分析でフォローしましょう．

p.161

1. 50mL
5%ブドウ糖液は代謝されて水となり，細胞外，細胞内に均等に分布するので，細胞外に1/3分布します．また，そのうち循環血液となるのは1/4です．よって，1/12が循環血液となります．600×1/12＝50mLが循環血液です．
2. 125mL
細胞外液補充液は，細胞外液にのみ分布します．循環血液は細胞外液のうち1/4ですので，500×1/4＝125mLであり，これが循環血液の補充となります．
3. 2,000mL
細胞外液補充液は，その1/4が循環血液の補充になります．ここで，投与する細胞外液をXとすると，X×1/4＝500（失った循環血液量）という式が成り立ちます．よって，2,000mLとなります．

4. 6,000mL
5%ブドウ糖は，その1/12が循環血液の補充になります．ここで，投与する細胞外液をXとすると，X×1/12＝500（失った循環血液量）という式が成り立ちます．よって，6,000mLとなります．

p.181

1. a. ×
気管挿管中の患者に対しては，フェンタニルが一般的に使用されます．NSAIDsは一般的ではありません．
b. ×
VASは，10cmのスケールを用いて左端から何mmかを示してもらうものです（記録では○○mmと記入します）．0-10の範囲で示してもらうものはNRSです．
c. ○
気管挿管患者には，まず鎮静ではなく，鎮痛を行うのが原則です．
d. ×
フェンタニルには呼吸抑制作用があることを常に念頭に置くべきです．たとえば，フェンタニルを増量したり，追加する場合は，呼吸数や換気量を注意して観察し，同時に人工呼吸の設定は大丈夫か（自発呼吸に依存した設定ではないか）を確認するべきです．

p.193

1. c
幻覚や妄想，不穏はせん妄患者に現れる症状ですが，必ず現れるものではありません．せん妄の中心的な症状は，注意力の障害です．
2. b
ICUにおけるせん妄は，低活動型せん妄が圧倒的に多いです．
3. a. ○
無関心や無気力，傾眠は低活動型のせん妄の症状です．これらの症状は見逃しやすいので注意しましょう．
b. ○
せん妄は，高齢者で起こりやすくなります．
c. ×
原因の如何にかかわらず，せん妄の症状があれば「せん妄」と判断します．ベンゾジアゼピン系の鎮静薬は，ICUにおけるせん妄の重要な要因の1つです．これらの鎮静薬の使用を制限することが，せん妄の予防につながります．
d. ×
ICU症候群という症候群はありません．
e. ○
早期リハビリテーションは，せん妄の予防につながると考えられています．

p.201

1. d
2. 高流量式では，空気を引き込み，一定の酸素濃度を高流量で患者に供給しますが，低流量式では酸素流量を直接供給するため，酸素濃度は患者の吸気流量に依存します．
3. a. ×
   低流量式では，患者の吸気流量に応じて吸入気酸素濃度は変化します．
   b. ×
   フェイスマスクは一般的に4L/分程度から投与します．低い流量では，患者の呼気の二酸化炭素を再吸収してしまいます．
   c. ○
   患者の吸気流量が増加すると，マスク外より取り込む空気が多くなり，相対的に吸入気酸素濃度は低下します．
   d. ×
   リザーバーマスクは，リザーバーが膨張した状態で使用することが原則です．萎んでいるとリザーバーの意味がなくなってしまいます．

p.204

1. a. ×
   胸郭内，肺内が陰圧になることによって気体を取り込みます．
   b. ○
   陽圧換気では，吸気時には気道内は陽圧になります．
   c. ○
   呼気は胸郭や肺の弾性により受動的に行われます．
   d. ×
   自然呼吸でも人工呼吸と同様，呼気は受動的に行われます．ただし，気道狭窄などで息を吐きにくい状況の場合，呼気筋（腹筋など）を使用して能動的に行われます．

p.210

1. 60/5=12回
2. 同じ回路だと，呼気を再呼吸してしまうことになるため，吸気回路と呼気回路は分けられています．
3. a. ×
   呼気相とは，息を吐いている時間ではなく，吸気相以外すべてです．息を吐いていなくても，吸気が開始されていなければ呼気相となります．
   b. ×，c. ×
   調節呼吸では，人工呼吸器の設定により吸気，呼気のタイミングが決まります．たとえば呼吸回数10回の設定であれば，6秒おきに吸気が開始されます．
   d. ○
   調節呼吸は自発呼吸を無視するため，自発呼吸が存在するとファイティングが起こります（自発呼吸とぶつかってしまいます）．実際には，調節呼吸は用いられることはほとんどなく，Assist/Controlという患者の自発呼吸を補助するモードが使用されます．Assist/Controlは基本的には調節呼吸に似ていますが，患者の自発呼吸を検出すると，設定された換気量や圧で補助呼吸を行います．

p.214

1. PCV圧，吸気時間
   その他にも，吸気速度や立ち上がり時間を設定する人工呼吸器もありますが，PCV圧と吸気時間が基本です．
2. a. ×
   従圧式では，設定された気道内圧は達成されますが，換気量は保証されません．
   b. ○
   従量式では，設定された換気量を送り込むので，気道内圧は患者の状態によりまちまちです．そのため，気道内圧をきちんとモニタリングしなければなりません．
   c. ×
   従圧式では，気道内圧はほぼ一定です．従量式では気道分泌物の存在によって気道内圧が変化します．
   d. ×
   従量式では，換気量は一定です．

p.219

1. フロートリガー，圧トリガー
2. トリガーの設定値を下げてみる，フロートリガーに切り替える，といった解決策が考えられます．
   この場合，アンダートリガーと呼ばれる状態になっています．そのため，トリガーの感度を高めなければなりません．

p.226

1. 吸気開始は，患者の自発呼吸のトリガーによって行います．呼気開始は，設定された一回換気量を送り込んだ後（従量式），あるいは設定時間が経過したとき（従圧式）に行われます．そのため，患者が息を吐きたいときに吐けるわけではありません．
2. PSVも補助呼吸も呼気開始のタイミングは自発呼吸のトリガーによって行われます．呼気の開始は，補助呼吸では患者が決定できませんが，PSVでは患者が決定できます．
3. 補助呼吸あるいは調節呼吸に加えて，設定回数以上では自発呼吸（PSを加えることができる）を許容できる点が特徴です．
4. 11回
   強制換気が7回の設定なので，それ以外の18－7=11回は自発呼吸です．
5. 従圧式のSIMVで，設定された呼吸回数以上の自発呼吸はPSで補助される，ということを示しています．

p.229

1. a
血圧は一般的に低下し，脳圧は上昇します．

p.235

1. 管腔を流体が流れるとき，抵抗が生じるため，圧較差が生じます．

2. ①**A氏**
気道内圧とプラトー圧の較差は気道抵抗によって生じます．A氏のほうが両者の圧差が大きく，気道抵抗が高いと予想されます．

②**A氏**
コンプライアンスは肺，胸郭の柔らかさを示します．同じ設定でプラトー圧はA氏のほうが低いため，A氏のほうが肺，胸郭が柔らかいことになります．コンプライアンスの測定では最大気道内圧ではなく，プラトー圧を用いることに注意しましょう．

p.241

1. 0.4秒
「60L/分」は秒で表すと，「60L/60秒」で「1L/秒」となります．つまり，1秒に1Lの速度です．換気量は0.4Lなので，0.4/1＝0.4つまり0.4秒が吸気にかかる時間になります．

2. a
漸減波では，最大吸気流量は吸気開始初期のみであり，吸気流量が減少するので吸気に必要な時間は長くなります．

3. 気道内圧は上昇する．プラトー圧は不変
流量が増加すると，気道内圧は上昇します．これは，細いストローに一気に息を吹き込もうとすると，なかなか吹き込めないことと同じです．プラトー圧は流速と関係がない（流速が0になったときの圧）ので，一定です．

p.246

1. b，c
なんらかの原因で気道内の抵抗が高まったことが考えられます．臨床的に多いのは，患者の自発呼吸とぶつかっている（この場合は自発呼吸はないが），気道分泌物による閉塞です．回路はずれやカフ漏れの場合は，むしろ気道内圧は低下するはずです．

2. a
PCでは，期待した一回換気量が入らないかもしれない（一回換気量は気道抵抗や肺，胸郭のコンプライアンスにより変化します）ことに注意が必要です．一回換気量が不足すると$PaCO_2$は上昇し，アシデミアになる恐れもあります．

3. c
自発呼吸中心のモードに変更し，人工呼吸器によるサポートが減少しているので，患者の自発呼吸が十分かどうか

を注意しなければなりません．気道内圧はここでは関係ありません．

4. 気道内圧上限を超えており，自動的に圧を逃がしているためだと考えられます．

p.263

1. a. ○
30～45°の頭部挙上は，VAPを予防するとされています．

b. ×，**c.** ×
人工呼吸器の回路交換，閉鎖式吸引回路の使用は，VAP予防に対する有用性は認められていません（ただし，回路が汚染したときには交換すべきです）．

d. ×
カフ圧は25～30cmH_2Oに管理することが一般的です．カフ圧は一度設定しても自然に低下してしまいますので，定期的に測定することを忘れないようにしましょう．

Index

数字・欧文

0点較正	97
5%ブドウ糖液	158
A-line	98
A/C	221, 224
AACN	20, 30
AACN Synergy Model	30
AaDO$_2$	124
ARDS	206, 208
ATC	225
Behavioral Pain Scale	178, 179
BPS	178, 179
CAM-ICU	184, 186
CaO$_2$	128
CO	83, 129
CO$_2$ナルコーシス	111
CO$_2$換気応答	110
Coarse crackle	13
CVP	84, 92
Daily Interruption of Sedatives	166
DIS	166
DO$_2$	129
EBP	53, 54
EF	91
EOM	75
──検査	76
evidence-based practice	54
Family-Centered Care	46
FCC	46
Fine crackle	13
F$_I$O$_2$	122, 208, 229
Frank-Starlin曲線	88
FRC	227
GCS	62, 63, 64
HCO$_3^-$	132
Henderson-Hasselbalchの式	132
HMEF	250, 251
I:E比	237
ICDSC	185, 187, 188
ICUの記憶	38
ICU患者の不快な体験	36
IMV	223
in-out balance	147
IOM	23
JCS	62, 63
LVEDV	88
LVEF	91
MMT	71, 72
MODS	184
NIHSS	72, 73
NRS	178
NSAIDs	180
Numeric Rating Scale	178
O$_2$	119
P/F	126
PaCO$_2$	110, 126, 132
P$_A$CO$_2$	122
PaO$_2$	110, 229
P$_A$O$_2$	123
PC	209, 212, 214
PCWP	92, 99
PEEP	227
permissive hypercapnia	206
pH	110, 132, 137
P$_I$O$_2$	122
pressure support ventilation	220
PSV	220, 221, 225
PTSD	38
Ramsay Scale	168, 169
RASS	170, 171, 185
RCT	58
Rhonchus	13
Richmond Agitation-Sedation Scale	170, 171
RVEDV	92
SaO$_2$	114
SAS	169, 170
SAT	166
Sedation Vacation	166
Sedation-Agitation Scale	169, 170
SIMV	223, 224, 225
SO$_2$	127
SpO$_2$	115
Spontaneous Awakening Test	166
SVR	83
Swan-Gantzカテーテル	94, 99, 100
V/Qミスマッチ	124
VAP	166, 248
VAS	178
VC	209, 211
Visual Analog Scale	178
V$_T$	205
Wheeze	13

あ行

アシデミア	133
アシドーシス	132, 133
圧	212, 231
──トリガー	215, 216

圧力	81	―能	119
アドレナリン	102, 103	―量	12
――受容体	102	眼球運動	75
アラーム	18, 242	間欠的強制換気	223
アルカレミア	133	観血的血圧測定	98
アルカローシス	132, 133	看護師の能力	30, 32
安全	23, 24	看護の独自性	26
アンダートリガー	216, 217	患者中心	23, 25
安定性	31	患者の特性	30, 31
維持液	156, 160	感度	216
意識	11	起炎菌	249
――障害	62	気管チューブ	113, 249
――レベル	62	危機	39
意思決定への参加	31	――理論	39
イソジンガーグル	257	気道	11
一次性変化	137	――抵抗	230
一回換気量	205, 211, 220, 243	――内圧	203, 204, 209, 215, 220, 227, 230, 243
――下限	243	――内圧上限	243
胃内容物の逆流	259	――内圧上限アラーム	212
医療の質	23	――分泌物	234
ウィリス動脈輪	70	機能的残気量	227
右室拡張末期容量	92	疑問の定式化	55
腕落下試験	73	吸気	202, 207, 220
運動指令	69	――回路	206
運動神経	68	――時間	214
運動中枢	69	――相	206, 208
運動麻痺	67	――努力	217
栄養	16	――弁	207
オーバートリガー	217	急性呼吸窮迫症候群	206, 228
		吸入気	121
か行		――酸素濃度	122, 197, 208
外傷	150	――酸素分圧	122
外転神経	75	急変	18
下位ニューロン	67	胸郭	12, 217
回復力	31	恐怖	164
開放式吸引	251	胸部単純X線	113
過活動型	183	矩形波	238, 239
学習の促進者	33	駆出率	91
ガス分配	213	クモ膜下出血	69
仮説―演繹法	51	グラスゴー・コーマ・スケール	62, 63
家族	17, 42	クロルヘキシジン	256
滑車神経	75	ケアへの参加	31
カテコラミン	102	ケアリング	33
カフ圧	254	経鼻カニューラ	196
――計	254	経皮的動脈血酸素飽和度	115
カフ上部吸引	253	血圧	81, 90, 95, 145
カリウム	146, 153, 154	血球	146
換気	14, 108	血流	81
――・血流不均等分布	124	幻覚	37, 164

検査データ	17
健忘作用	175
効果的	23
口腔ケア	254
較正	96
後負荷	85
効率的	23
高流量式	196
誤嚥	258
呼気	203, 207
——回路	206
——時間	240
——終末陽圧	227
——相	207, 208
——弁	208
呼吸	12, 108
——音	13
——回数	205
——性アシドーシス	134
——性アルカローシス	134
——中枢	108, 110
——の調節	110
——のメカニズム	109
呼気流速	206
骨格筋	67
コラボレーション	33
混合型	183
コンプライアンス	230, 232

さ行

サードスペース	151
細菌	249
細胞外液	144, 158
——補充液	156, 159
細胞内液	144, 158
細胞膜	146
サイレント・アスピレーション	254
左室駆出率	91
左室拡張末期容量	88
酸塩基平衡	118
酸素	119
——運搬量	129
——化	14, 108, 127
——化能	119
——濃度	197
——分圧	122
——飽和度	127
——療法	196
散瞳	77

死腔	127, 128
自己抜管	190
四肢	17
システムシンキング	33
自発呼吸	215
ジャパン・コーマ・スケール	62, 63
従圧式	209, 211, 212
重炭酸イオン	132
従量式	209, 211, 236
縮瞳	77
出血	149, 150
——量	150
循環	15, 81
——血液	144, 158
——血液量	87, 145, 148, 156, 157
循環動態	81, 90
上位ニューロン	67
承認	41
小脳扁桃（大孔）ヘルニア	78
情報収集	56
情報の患者への適応	58
情報の批判的吟味	57
静脈還流	228
ショック	41
人工呼吸	202
——器	202, 242
——器回路	250
——器関連肺炎	166, 248
侵襲	149, 151, 152
心収縮力	85, 86, 90
身体抑制	190
心的外傷後ストレス障害	38
浸透圧	146, 152
心拍出量	82, 87, 129
心拍数	85, 86, 91, 149
水素イオン濃度	132
水分	144, 156
——出納バランス	147
——量	144
脆弱性	22, 31
静的コンプライアンス	234
生理食塩液	159
漸減波	238, 239
前負荷	85, 86, 92
せん妄	164, 182
相乗作用モデル	30
組織間液	144

た行

ターミネーション・クライテリア	223
体液移動	151
体液管理	144
大気圧	119
体血管抵抗	101
対光反射	77, 78
代謝性アシドーシス	136
代謝性アルカローシス	137
代償	138
大脳鎌ヘルニア	78
大脳半球	68
大脳皮質	69
代弁者・道徳的主体者	33
タイムリー	23, 24
大容量低圧カフ	254
多臓器機能不全症候群	184
多様性の理解	33
注意力	183
中心静脈圧	84, 92
中枢性化学受容体	110
調節呼吸	205, 208
鎮静	164
──深度	168
──スケール	169
──薬	189
鎮痛	164, 177
──薬	179
低活動型	183
抵抗	84, 231
定常流	218
定着	249
ディプリバン®	174
低容量高圧カフ	254
低流量式	196
適応と変化	41
デクスメデトミジン塩酸塩	167, 174
電解質	146, 156
──組成	146
デンタル・プラーク	255
テント切痕ヘルニア	78
動眼神経	75
瞳孔	76
──不同	78, 81
同調	215, 217, 220
疼痛	11, 164, 177
動的コンプライアンス	234
糖尿病性ケトアシドーシス	136
動脈血ガス分析	118
動脈血酸素含有量	128
動脈血酸素分圧	110
動脈血酸素飽和度	114
動脈血二酸化炭素分圧	110
徒手筋力テスト	71, 72
ドパミン塩酸塩	102, 103
ドブタミン塩酸塩	102, 104
トランスデューサー	95
トリガー	215
──感度	217
努力呼吸	12
ドルミカム®	173

な行

ナトリウム	146, 152
──濃度	159, 160
二酸化炭素産生量	127
二次性変化	137
乳酸アシドーシス	136
乳酸化(酢酸化)リンゲル液	156
尿量	148
脳圧	81
脳血管攣縮	70
脳神経	75, 76
濃度	119
脳動脈瘤	70
脳ヘルニア	78
ノルアドレナリン	102, 103

は行

バイオフィルム	255
肺血管抵抗	101
肺動脈カテーテル	93, 99, 100
肺動脈楔入圧	92, 99
肺の虚脱	228
肺胞	127, 212
──換気量	119, 127, 128
──気-動脈血酸素分圧較差	124
──気酸素分圧	123
──気二酸化炭素分圧	122
──内圧	230
肺保護戦略	206
パルスオキシメータ	114
膝立て試験	73
非ステロイド抗炎症薬	180
平等	23, 25
不安	164
不安定	22

273

フィルター機能つき人工鼻	250, 251
フィンクの理論	41
フェイスマスク	196
フェンタニル	179
不穏	164, 166, 171, 183
不感蒸泄	147
複雑	22
──音	13
──性	31
腹部	16
ブラッシング	257
プラトー	213, 232, 239
──圧	232
フランク−スターリング曲線	88
プレセデックス®	174
フロー	236
──トリガー	217, 218
プロポフォール	166, 174
分時換気量	127, 244
──下限	244
──上限	244
平均血圧	98
米国クリティカルケア看護師協会	21, 30
閉鎖式吸引	251
──回路	252
ヘッドアップ	258, 259
ヘモグロビン	127
ベンゾジアゼピン系	172, 189
ベンチュリーマスク	196, 199, 200
防御的退行	41
補助呼吸	220
ポビドンヨード	257
ホルネル症候群	77

ま行

マズローの欲求段階説	41
末梢血管抵抗	82, 94
末梢循環	118
末梢神経系	76
末梢性化学受容体	110
麻痺	67, 179
ミダゾラム	166, 172, 173, 175
ミニドクター	27
無呼吸	244
──換気	244
妄想	37, 164
モニタリング	95
モルヒネ塩酸塩	179

や行

輸液	156
──療法	156
陽圧換気	203
抑制	172, 190
予測可能性	31

ら行

ランダム化比較試験	57
リザーバーマスク	196, 198
利尿期	152
利尿薬	140
リフィリング	151, 152
流量	236
利用可能なリソース	31
臨床探求	32
臨床判断	32
論文検索	57

おわりに

　本書では，あえて既存の看護の枠にとわられずに，章立てを行いました（医学モデルとのご批判を受けそうですが，あえて行いました）．限られたスペースでどのような内容を入れるかに関しては，熟慮したうえ，日本の現状も鑑み，欧米において，この種の本ではあまり紹介されていない危機理論もあえて取り入れました．

　全身管理を理解していなければ臨床では通用しないことは自明であるため，本書では全身管理に関するアセスメントに多くのページ数を割いています．本書は，クリティカルケア看護にかかわる看護師に必要なすべての知識が入っているものではありませんが（たとえば，心電図モニタリングやウィーニングに関しては述べていません），まずは最初に押さえておいてほしい部分はかなり網羅していると思います．本書がクリティカルケア看護の「とっかかり」になれば幸いです．

　過去を振り返ってみると，ほんの数年前までクリティカルケアは看護のなかで注目される分野ではありませんでした．看護のなかで中心といえるのは，どちらかというと糖尿病やターミナルケアなど，看護師の独自性——正確にいうと医師との違い——がみえやすい分野でした．基礎教育のなかでも高齢化社会に伴い老年看護の重要性は主張されても，高齢化によって合併症をもつ重篤な患者の増加——つまりクリティカルケア看護を受ける人が多くなること——については，あまり主張されてきませんでした．

　しかし，近年，臨床側から突き上げる形でクリティカルケア看護領域が注目されるようになってきたと思います．このことはより多くの新しい知見が報告され，より優秀な人材が集まることを期待するに十分です．米国ではクリティカルケア看護は学生にとって非常に人気がある領域であり，多くの優秀な学生がICUに進んでいます．

　このようにクリティカルケア看護は注目を浴びるようになりましたが，やはり看護の独自性，専門性を追い求めるという呪縛から抜け出せないでいます．そのため，さまざまなところで「独自性とは？」とか「専門性を追求する」などの抽象的なテーマでディスカッションがなされています．

　たとえば，看護の独自性の1つとして家族ケアが挙げられることがあります．独自性ということは，他職者にはできないことである必要がありそうです．しかし，医師が家族ケアを行っていないかというとそういうことではありません．

医師は担当患者が決まっているため，継続的に患者の家族とも接し，信頼関係を築き上げ，思いやり，十分なケアを提供することが可能ですし，実際にそうしている医師も多いのです．

　また，看護の独自性として全人的な見方が挙げられる場合もありますが，これも上記と同様に医学教育でも重要視されています（別に「全人的なとらえ方」は看護師の専売特許ではないのです）．このように考えると，独自性や専門性は，ほかの職種を排他するという意味合いなのではなく，相対的な問題と考えるとよいのではないかと思います（相対的に考えた場合，それを「独自性」と呼べるか否かは置いておいて）．

　そのように考えたとき，クリティカルケアに携わる看護師の特徴は，最も患者のそばにいるということでしょう．すなわち，寝ずの番"vigilance"です．この特徴こそが看護師に期待される役割を与えるものではないか，そういう気がします．同じことは他職種もできるかもしれない．しかし私たちが行うことが最も適任だし，うまくできるよ，ということです．そして，それらの役割から積極的に最善のアウトカムをつくり出さねばなりません．机上の定義よりはずっと私たちが「できること」がみえてくるはずです（私は独自性や専門性の議論は不要だといっているのではありません．念のため）．

　何か行為を行うときに，これは医師の仕事，これは看護師の仕事，と分けていては，質の高いクリティカルケアを提供することはできません．これは臨床を経験すれば自明のことです．ただし，医師，看護師のどちらがやったほうが患者にとってメリットがあるか，ということは考える必要があります．

　たとえば，除細動は一刻を争う行為であり，ベッドサイドにいる看護師が行うことが当然ですし，教育を含め行える環境を整備する必要があります．しかし，傷の縫合は多くの場合一刻を争うことはないため，看護師が行う必要はないでしょう．看護師の強みは，ベッドサイドにいるということです．このことにより，医師に同じことを行う「能力」があったとしても，看護師が行うことで患者によりよい医療を提供することが可能となります．

　確かに，医学的知識の吸収にのみ没頭し，吸収した知識を患者ケアに活かすことができない看護師も存在します．また，半端な知識で治療や診断に文句を言う看護師もいます．しかし，本来そのような知識は看護師に必要な知識なのです．

　基本的には実際に臨床で行われていることが看護であり，それで十分ではないかと思います．そして，本文中でも述べましたが，臨床で行われる看護は社会の影響を受けて変化していくわけで，「看護とは？」に対する答えも変わって

いくでしょう．それについて行く柔軟性と先見性が必要だろうと思います．

　今後のクリティカルケア看護はどのように変化していくのでしょうか．私はICUの質を管理するという視点が非常に重要になると思います．他職種と協働して患者のアウトカムを測定し，評価，改善するという試みはすでに米国ではできあがりつつありますが，日本ではまだまだ浸透しているとはいえません．
　これは，今後修士課程レベルの教育を受けた専門看護師の仕事となるでしょう．各ユニットでベンチマーキングを行い，システマティックな形で質を管理する必要があると思います．このような仕事はそれなりの臨床経験と知識，技術が必要であり，すぐに浸透するとは思いませんが，少しずつ広がっていくのではないでしょうか．
　この領域の看護師は，現在でも非常にモチベーションが高いと思います．多くの臨床看護師が個人的に研究を行い，学会で発表しています．そのような臨床経験があり，かつ研究に興味がある看護師が大学院でさらに教育を受けることを可能とするようなシステムづくりは急務です．また，システムの構築とともに，十分に臨床を理解している教員も必要となるでしょう．
　本書をきっかけとし，クリティカルケア看護を「おもしろい」と感じる看護師が増えることを祈っています．

2015年1月

卯野木 健

卯野木 健
札幌市立大学看護学部教授(急性期看護学)

1997年,千葉大学看護学部卒業後,聖路加国際病院救命救急センター勤務.在職中に筑波大学大学院博士課程人間総合科学研究科機能制御医学専攻修了.聖路加国際病院副看護師長を経て,2006〜2007年,ヴァージニア州立大学博士研究員.2007年より聖路加看護大学助教.同大学准教授を経て,2011年より筑波大学附属病院副看護部長.同病院病院教授ICU看護師長,ICU/ER統括看護師長を経て,2017年より筑波大学附属病院水戸地域医療教育センター茨城厚生連総合病院水戸協同病院集中治療室看護師長.2018年4月より現職.

クリティカルケア看護入門 改訂第2版
"声にならない訴え"を理解する

| 2015年2月5日 | 第2版 第1刷発行 |
| 2022年3月1日 | 第2版 第4刷発行 |

著 者　卯野木　健
発行人　小袋　朋子
編集人　増田　和也
発行所　株式会社 学研メディカル秀潤社
　　　　〒141-8414 東京都品川区西五反田2-11-8
発売元　株式会社 学研プラス
　　　　〒141-8415 東京都品川区西五反田2-11-8
印刷製本　凸版印刷株式会社

この本に関する各種お問い合わせ
【電話の場合】
● 編集内容については Tel 03-6431-1237（編集部）
● 在庫については Tel 03-6431-1234（営業部）
● 不良品（落丁，乱丁）については Tel 0570-000577
　学研業務センター
　〒354-0045 埼玉県入間郡三芳町上富279-1
● 上記以外のお問い合わせは 学研グループ総合案内 0570-056-710（ナビダイヤル）
【文書の場合】
● 〒141-8418 東京都品川区西五反田2-11-8
　　　　　　学研お客様センター『クリティカルケア看護入門 改訂第2版』係

©T. Unoki 2015. Printed in Japan
● ショメイ：クリティカルケアカンゴニュウモンダイニハン "コエニナラナイウッタエ" ヲリカイスル
本書の無断転載，複製，頒布，公衆送信，翻訳，翻案等を禁じます．
本書を代行業者等の第三者に依頼してスキャンやデジタル化することは，たとえ個人や家庭内の利用であっても，著作権法上，認められておりません．
本書に掲載する著作物の複製権・翻訳権・譲渡権・公衆送信権（送信可能化権を含む）は株式会社学研メディカル秀潤社が管理します．

JCOPY〈出版者著作権管理機構委託出版物〉
本書の無断複写は著作権法上での例外を除き禁じられています．複写される場合は，そのつど事前に，出版者著作権管理機構（電話 03-5244-5088, FAX 03-5244-5089, e-mail: info@jcopy.or.jp）の許可を得てください．

　本書に記載されている内容は，出版時の最新情報に基づくとともに，臨床例をもとに正確かつ普遍化すべく，著者，編者，監修者，編集委員ならびに出版社それぞれが最善の努力をしております．しかし，本書の記載内容によりトラブルや損害，不測の事故等が生じた場合，著者，編者，監修者，編集委員ならびに出版社は，その責を負いかねます．
　また，本書に記載されている医薬品や機器等の使用にあたっては，常に最新の各々の添付文書や取り扱い説明書を参照のうえ，適応や使用方法等をご確認ください．

株式会社 学研メディカル秀潤社